非栄養素の分子栄養学

日本栄養・食糧学会
監修

芦田　均・薩　秀夫・中野　長久
責任編集

建帛社
KENPAKUSHA

Molecular Nutrition of Non-Nutrients

Supervised by
JAPAN SOCIETY OF
NUTRITION AND FOOD SCIENCE

Edited by
Hitoshi Ashida
Hideo Satsu
Yoshihisa Nakano

©Hitoshi Ashida et al. 2017, Printed in Japan

Published by
KENPAKUSHA Co., Ltd.

2-15 Sengoku 4-chome Bunkyoku Tokyo Japan

序　　文

　近年，分子生物学は目覚ましい発展を遂げており，ヒトゲノムの解読が完了して以降もさらなる発展を続けている。分子生物学の進展に伴って，食品栄養素が生体にどのように作用するかを分子・遺伝子のレベルで明らかにする「分子栄養学」も飛躍的な進歩を遂げ，現在さらに研究が盛んに進められている。食品の三次機能である生体調節機能を応用した，特定保健用食品（トクホ），機能性表示食品など保健機能食品においても，機能性関与成分の作用機序を明らかにする際に分子栄養学的手法が用いられている。

　一方，トクホなどに用いられる機能性関与成分としては，栄養素に加えいわゆる非栄養素と呼ばれる食品成分が多く利用されている。非栄養素はポリフェノールなど植物由来の低分子化合物などを含むが，これらはヒトにとってはもともと異物である。したがって，本来は異物である非栄養素が食品として摂取され，生体に作用して生体調節作用を示し疾病予防をもたらすその作用メカニズムはたいへん興味深く，非栄養素成分による機能性発現機構が分子栄養学的手法を用いて盛んに解析されている。

　このような背景のもと，2016年5月に兵庫県武庫川女子大学で開催された第70回日本栄養・食糧学会大会にてシンポジウム「非栄養素の分子栄養学」が企画され，非栄養素成分がセントラルドグマの中心である転写制御を介して遺伝子発現，さらに生体機能を制御する最新の研究例が紹介された。同シンポジウムでは，講演内容について熱心に議論され，食品栄養素・非栄養素の生体に対する作用を分子・遺伝子レベルで理解することの必要性，今後の本分野の重要性が再認識された。また大会後には，分子栄養学に関する最新の知見が得られる書籍が強く要望されるに至った。

　そこで，本書はシンポジウム「非栄養素の分子栄養学」を基本に，「ロコモーティブシンドロームと栄養」など他のシンポジウム講演者はじめ分子栄養学分

野で最先端の研究を進めておられる先生方に執筆をお願いし，特に，非栄養素による遺伝子発現制御の中心である転写制御の研究トピックスを中心に構成したものである。本書では，主に非栄養素による転写制御について最先端の研究内容をできるだけわかりやすく記述するように努め，栄養学・食品学，医学，農学，薬学，工学等の関連領域の専門家だけでなく，学部学生，大学院生，管理栄養士・栄養士，医師，薬剤師，さらには食品・製薬企業の研究者に対して，教育・研究などに広く役立つものと自負している。本書により，非栄養素がどのように生体に作用して転写を制御し機能性を発揮しているかについて，読者の皆様方の理解の一助になれば幸いである。

　本書の趣旨にご賛同いただき，ご多忙のなか，短期間に最新の知見をご執筆いただきました著者各位に感謝致しますとともに，出版物として本書を刊行するに際して多大なご尽力をいただきました（株）建帛社に深謝申し上げます。

2017年4月

責任編集者　芦田　　均
　　　　　　薩　　秀夫
　　　　　　中野　長久

目　次

序　章　非栄養素の分子栄養学の概説　　　　　（芦　田　　均，薩　　秀　夫）
　1．はじめに …………………………………………………………… 1
　2．解毒代謝・炎症の分子栄養学（第1編）………………………… 2
　3．がん・脂質代謝の分子栄養学（第2編）………………………… 4
　4．骨格筋の分子栄養学（第3編）…………………………………… 6
　5．おわりに …………………………………………………………… 9

第1編　解毒代謝・炎症の分子栄養学

第1章　フラボノイドによるAhR形質転換抑制機構　　　（芦　田　　均）
　1．はじめに …………………………………………………………… 13
　2．AhRとその形質転換 ……………………………………………… 13
　3．AhRと薬物代謝系 ………………………………………………… 16
　4．AhRの食品由来リガンドとしてのフラボノイド ……………… 18
　5．フラボノイドによるAhRを介した薬物代謝関連タンパク質の
　　発現調節 …………………………………………………………… 22
　6．実験動物を用いたフラボノイドと植物抽出物の効果の検証 … 24
　7．おわりに …………………………………………………………… 26

第2章　ニンニク成分の遺伝子発現を介した生理作用　　（宇　野　茂　之）
　1．はじめに …………………………………………………………… 29
　2．ニンニクの生体異物代謝への影響 ……………………………… 32
　　（1）ニンニク成分のNrf2を介する抗酸化作用　　32

（2）ニンニク成分のAhRを介する発がん物質の代謝への関与　34
　3．ニンニク成分によるNF-κB（RelA/p50）を介した生理作用 ……… 39
　　　（1）がん抑制作用　39
　　　（2）抗炎症作用　39
　4．おわりに ……………………………………………………………… 41

第3章　Nrf2・ARE経路の食品成分による活性化　　　　（菅原　達也）

　1．はじめに ……………………………………………………………… 44
　2．Nrf2・ARE経路について ………………………………………… 45
　　　（1）Nrf2・ARE経路の概要　45
　　　（2）Nrf2・ARE経路の活性化機構　46
　　　（3）制御される抗酸化機構　48
　3．食品成分によるNrf2・ARE経路の活性化 ……………………… 50
　　　（1）クルクミン　50
　　　（2）スルホラファン　51
　　　（3）2′,3′-ジヒドロキシ-4′,6′-ジメトキシカルコン　52
　　　（4）ケルセチン　52
　　　（5）エピガロカテキンガレート　52
　　　（6）レスベラトロール　53
　　　（7）乳酸菌脂肪酸代謝物　53
　4．おわりに ……………………………………………………………… 54

第4章　食品成分による転写因子を介した腸管上皮解毒排出系の制御

　　　　　　　　　　　　　　　　　　　　　　　　　　　（薩　　秀夫）
　1．はじめに ……………………………………………………………… 58
　2．フラボノイドによるUGT1A1の発現制御 ……………………… 60
　3．アミノ酸によるNQO1の発現制御 ……………………………… 63
　4．核内受容体PXRを介したフィトケミカルによる解毒代謝酵素

発現制御 ………………………………………………………… 66
　5．6-ショウガオールによるAhRを介した解毒代謝酵素発現制御 ……… 69
　6．おわりに ………………………………………………………… 71

第5章　食品由来フラボノイドのマクロファージを標的とした機能性
　　　　発現機構　　　　　　　　　　　　　　　　　　　（河合慶親）
　1．はじめに ………………………………………………………… 74
　2．フラボノイドとは ……………………………………………… 75
　3．フラボノイドの吸収と代謝 …………………………………… 76
　4．ケルセチンとその吸収・代謝 ………………………………… 78
　5．ケルセチン抱合体とマクロファージとの相互作用 ………… 79
　　（1）Q3GAの蓄積と構造変換　　79
　　（2）Q3GAの脱抱合　　82
　6．ケルセチン抱合体のマクロファージにおける機能性 ……… 84
　　（1）マクロファージにおけるQ3GAの抗動脈硬化活性　　84
　　（2）マクロファージにおけるQ3GAの抗炎症活性　　85
　　（3）今後の課題　　86

第2編　がん・脂質代謝の分子栄養学

第6章　DNAマイクロアレイにみるイソチオシアネート化合物の
　　　　生体調節機能　　　　　　　　　　　　　　　　（侯　徳興）
　1．はじめに ………………………………………………………… 93
　2．スルホラファンのNrf2依存性発現誘導の遺伝子同定 ……… 95
　3．イソチオシアネート化合物の構造と遺伝子発現プロファイリング … 97
　4．イソチオシアネート化合物成分による遺伝子発現制御の経路解析 … 99
　5．経路におけるイソチオシアネート化合物により発現誘導される

遺伝子 …………………………………………………………… 101
　6．おわりに ………………………………………………………… 103

第7章　食品因子センシングの調節による食品因子の機能性増強
（立花宏文）

　1．はじめに ………………………………………………………… 108
　2．緑茶カテキンEGCGセンシングとその機能性増強 …………… 108
　　（1）緑茶カテキンEGCGセンサーとその発現調節　108
　　（2）EGCGのシグナル伝達経路とその活性調節　111
　3．γ-トコトリエノールによるフラボノイドセンシング調節 ……… 115
　4．おわりに ………………………………………………………… 119

第8章　抗肥満性ホルモンFGF21の転写制御と機能性食品成分（清水　誠）

　1．はじめに ………………………………………………………… 123
　2．抗肥満性ホルモンFGF21 ……………………………………… 123
　3．FGF21の転写制御機構 ………………………………………… 125
　　（1）核内受容体によるFGF21の転写制御　125
　　（2）ストレスによるFGF21の転写制御　126
　　（3）その他の転写因子による発現制御　127
　4．FGF21と機能性食品成分 ……………………………………… 128
　5．おわりに ………………………………………………………… 129

第9章　リポタンパク質受容体ファミリーを介する生体恒常性の維持機構
（佐伯　茂・金　東浩）

　1．はじめに ………………………………………………………… 134
　2．リポタンパク質代謝 …………………………………………… 135
　　（1）低密度リポタンパク質受容体の発見　135
　　（2）低密度リポタンパク質受容体を介するエンドサイトーシス　136

（3）SREBPによる制御　137
　3．神経細胞の制御 …………………………………………… 139
　　（1）脳に発現するリポタンパク質受容体　139
　　（2）アルツハイマー病　139
　　（3）リーリン受容体　141
　4．Wntシグナル ……………………………………………… 143
　　（1）β-カテニン経路　143
　　（2）β-カテニン経路の活性化と抑制　145
　5．セレン代謝 ………………………………………………… 148
　6．おわりに …………………………………………………… 148

第3編　骨格筋の分子栄養学

第10章　骨格筋量とエストロゲン受容体βアゴニスト
　　　　　――大豆イソフラボンの可能性　　　　　（山地亮一）

　1．はじめに …………………………………………………… 155
　2．エストロゲン受容体と大豆イソフラボン ……………… 156
　　（1）女性ホルモンとエストロゲン受容体　156
　　（2）大豆イソフラボンとその代謝物　158
　3．骨格筋量の調節 …………………………………………… 159
　　（1）骨格筋量　159
　　（2）ユビキチン・プロテアソーム　160
　4．骨格筋量調節におけるERとUSP19の関係 …………… 162
　5．おわりに …………………………………………………… 166

第11章　運動によるAMPキナーゼ活性化と転写制御による代謝改善効果

（佐藤隆一郎）

1．はじめに ……………………………………………………… 170
2．運動による骨格筋遺伝子発現変動 …………………………… 171
3．培養筋管細胞を用いた遺伝子発現制御解析 ………………… 172
4．PPARγ1発現上昇の分子機構 ………………………………… 175
5．LPL遺伝子発現はPPARγ1により強く誘導される ………… 177
6．筋管細胞でのPPARγ1発現抑制はLPL遺伝子発現を強く抑制する
　 …………………………………………………………………… 179
7．おわりに ……………………………………………………… 182

第12章　ポリフェノールによるPPAR機能制御と骨格筋代謝改善効果

（中田理恵子・井上裕康）

1．はじめに ……………………………………………………… 184
2．骨格筋代謝改善が期待できる機能成分の探索 ……………… 184
　（1）核内受容体PPARを指標とした機能性評価　184
　（2）レスベラトロールによるPPARα活性化　186
　（3）cAMPによるレスベラトロールPPARα活性化の増強作用　187
3．食と運動による骨格筋代謝改善 ……………………………… 189
　（1）継続的運動による骨格筋代謝改善　189
　（2）レスベラトロールによる骨格筋代謝改善と
　　　継続的運動の併用効果　189
　（3）培養筋細胞に対するレスベラトロールの効果　191
4．おわりに ……………………………………………………… 192

第13章　萎縮筋における細胞内シグナルとその制御による筋萎縮治療

（二川　健）

1．はじめに ……………………………………………………… 195

2．筋萎縮に関与するタンパク質分解経路 ……………………………………… 195
　（1）ユビキチン・プロテアソーム経路　196
　（2）オートファジー・リソソーム経路　196
　（3）カルシウム・カルパイン経路　198
　（4）カスパーゼ経路　199
3．筋萎縮に関与するユビキチンリガーゼ ……………………………………… 200
　（1）atrogin-1　200
　（2）MuRF1　201
　（3）Cbl-b　202
4．萎縮筋におけるユビキチンリガーゼの活性化と発現調節 ………… 203
　（1）IGF-1/forkhead box O（FOXO）シグナル　203
　（2）nuclear factor-κB（NF-κB）シグナル　206
5．栄養素による筋萎縮予防効果 ………………………………………………… 206
　（1）IGF-1シグナル経路をターゲットとした栄養素由来の阻害剤　207
　（2）ビタミンDの筋萎縮予防　208
6．非栄養素による筋萎縮予防効果 ……………………………………………… 209
　（1）筋萎縮に対するイソフラボンの効果　209
7．おわりに ………………………………………………………………………… 210

第14章　遺伝子改変動物を用いた分枝アミノ酸の生理機能研究の新展開

〔下　村　吉　治〕

1．骨格筋とアミノ酸 ……………………………………………………………… 214
2．分枝アミノ酸 …………………………………………………………………… 214
3．BCAA分解系 …………………………………………………………………… 217
4．BCAA分解系に影響を与える因子 …………………………………………… 220
5．BCAA分解系酵素欠損マウス ………………………………………………… 222
6．おわりに ………………………………………………………………………… 226

第15章　転写調節因子FOXO1，PGC1αによる骨格筋機能の遺伝子発現制御　　　（亀井康富）

1. はじめに ……………………………………………………………… 230
2. フォークヘッド型転写因子FOXOサブファミリー ……………… 233
3. FOXO1は筋萎縮を引き起こす ……………………………………… 233
4. 運動と糖尿病に関する疫学調査 …………………………………… 235
5. 運動による抗糖尿病作用 …………………………………………… 236
6. PGC1α ………………………………………………………………… 238
7. 運動時の骨格筋でのPGC1αを介したアミノ酸代謝制御 ………… 238
8. おわりに ……………………………………………………………… 240

索　　引 …………………………………………………………………… 245

序章　非栄養素の分子栄養学の概説

芦田　均*, 薩　秀夫**

1. はじめに

　食品の三次機能である生体調節機能が注目され，さまざまな食品の機能性研究が盛んに行われるようになって久しい。国の制度面においても，1991年に開始された特定保健用食品（トクホ）制度に加えて，2015年からは新たに機能性表示食品制度が開始され，機能性表示食品では生鮮食品への機能性表示も可能となった。これらの背景には，現在の日本における生活習慣病の予防・改善ならびに増加する医療費の削減といった目的がある。超高齢社会を迎えた日本において，食に対する疾病予防・健康増進効果に関しては社会の関心もますます高まっているが，それに付随してマスメディアなどを通じた食品の機能性に関する情報はあふれており，清濁入り混じった情報が氾濫している状況ともいえる。

　このような現況のもと，食品の三次機能を正しく理解・評価するには，食品の機能性発現における科学的根拠（エビデンス）が重要であると考えられる。すなわち，食品中に含まれる機能性食品成分がどのように生体に作用し，その機能を制御・調節することで機能性を発揮するのか，その作用機序を明らかにする。そして得られた科学的根拠を社会に正しく伝えることが必要であり，これは食品栄養学分野の研究に携わる者の責務であるとも考えられる。

　機能性食品成分の作用機序を解明するために，食品栄養学分野ではかつては酵素活性測定などタンパク質を中心とした解析が行われていた（もちろん現在

---

*神戸大学大学院農学研究科，**前橋工科大学工学部生物工学科

も行われている）。しかしながら，それに加えて分子生物学の発展とともに食品栄養学分野においても分子生物学的手法が導入されるようになり，「分子栄養学」という分野がスタートした。実際に生命科学の分野においては，分子生物学は20世紀後半から発展を続け，ヒトゲノムの解読が完了して以降もさらなる発展を遂げている。その発展に伴って分子栄養学も発展を続け，今日では機能性食品成分の作用解析にトランスジェニックマウスやノックアウトマウス，培養細胞への遺伝子導入およびノックダウン，各種オミックス技術などが用いられている。

そこで本書では，機能性食品成分のなかでもフィトケミカルなど非栄養素成分を中心として，生体への分子レベルでの機能制御，特にセントラルドグマを中心とした転写制御にかかわる話題を主として，①解毒代謝・炎症，②がん・脂質代謝，③骨格筋，の3編に分けて解説する。

2．解毒代謝・炎症の分子栄養学（第1編）

解毒代謝系は，侵入してきた外来異物を修飾（酸化）・抱合化した後，無毒化して排出する生体防御のひとつであり，この反応には3相から成る解毒代謝（薬物代謝）酵素が関与している。また炎症系は，外来異物の侵入に対して生体が異物を認識した後，免疫系の細胞群が活性化し，速やかに異物の除去を行うシステムである。したがって解毒代謝系，炎症系ともに生体防御機構と捉えることができる。しかしながら，過剰な炎症反応は，生体自らをも攻撃してしまい炎症性疾患となる。第1編では，非栄養素成分による解毒代謝系および炎症反応の制御について解説する。

解毒代謝に関与する酵素群は共通の転写因子によってその発現が制御されることが知られ，第1章では，そのひとつである芳香族炭化水素受容体（aryl hydrocarbon receptor：AhR）に焦点を当てている。AhRはダイオキシン受容体としても知られ，ダイオキシンの毒性発現にも関与する薬物受容体である。そこでAhR活性化を抑制する非栄養素成分の探索・解析が行われ，著者らが見

いだしたフラボノイド類によるAhR活性化抑制機構を解説する。AhRはアゴニストと結合すると細胞質から核内に移行してArntとヘテロ二量体を形成し，転写制御領域のエンハンサーエレメントに結合して転写が活性化されるが，この一連の変化を形質転換（transformation）と呼ぶ。この形質転換に対するフラボノイドの抑制作用およびそのメカニズムを詳細に解説する。

第2章では，解毒代謝酵素の発現を制御する非栄養素としてニンニクに含まれる成分に焦点を当てており，ニンニク成分のなかで香気スルフィドが転写因子NF-E2 related factor 2（Nrf2）を活性化することで抗酸化酵素関連遺伝子群の発現を誘導し抗酸化能を高めることを概説する（Nrf2の詳細は第3章を参照）。またベンゾ（a）ピレン（BaP）は自らを代謝するCYP1A1の発現をAhR-Arntを介して亢進するが，香気スルフィドの一種がその発現亢進をさらに増強し，その増強作用には香気スルフィドによるHDAC活性阻害作用を介したエピジェネティック制御が関与していることを示す。さらにニンニク成分が，炎症を制御する転写因子nuclear factor kappa B（NF-κB）の不活性化を介して，がん細胞の増殖を抑制することや，マクロファージモデル細胞における炎症関連分子の発現を抑制することも紹介する。

転写因子Nrf2は，上述のとおり解毒代謝酵素の発現を制御する。Nrf2は通常Keap1と呼ばれるタンパク質と結合して細胞質に存在しているが，細胞内の酸化ストレスや親電子性物質を感知するとKeap1はユビキチン化を受け，プロテアソームによって分解され，フリーとなったNrf2は核内に移行してsMAF因子と二量体を形成し，プロモーター上の抗酸化応答配列（antioxidant response element：ARE）に結合して，抗酸化酵素関連遺伝子の転写を亢進することが知られている。第3章では，Nrf2によって発現が制御される抗酸化酵素や解毒代謝酵素を概説するとともに，Nrf2-ARE経路を活性化することが知られるさまざまな非栄養素を詳細に解説する。

解毒代謝される必要のある外来異物は食品とともに摂取されることが多いことから，外来異物は腸管，特にその最前線に位置する腸管上皮細胞にて最初に解毒・代謝を受けると考えられる。第4章では，腸管上皮モデル細胞における

解毒代謝酵素がフィトケミカルによって制御・調節される例を紹介する。グルクロン酸抱合反応を行うグルクロン酸転移酵素（UDP-glucuronosyltransferase：UGT）のひとつであるUGT1A1に注目し，UGT1A1のmRNA発現を亢進するフィトケミカルの探索およびUGT1A1を制御するフィトケミカルの転写制御機構について，薬物受容体であるAhRや核内受容体であるpregnane X receptor（PXR）の関与などを概説する。また逆に，解毒代謝酵素を制御する転写因子としてPXRに焦点を当て，レポーターアッセイ系を用いてPXR活性化能評価細胞系を構築し，PXRを活性化するフィトケミカルの探索および解毒代謝酵素の発現制御といった解析例も紹介する。

　一方，体内の標的組織でフラボノイドなど非栄養素が機能性を発現する場合，非栄養素は腸管で吸収された後に代謝を受けていると考えられ，実際には代謝物が生体に作用していると考えられる。第5章では，フラボノイドの基本的構造から吸収・代謝，またケルセチンを例にその吸収と代謝およびケルセチン代謝物のひとつであるケルセチン-3-グルクロニド（Q3GA）とマクロファージとの相互作用について示す。すなわち，マクロファージではβ-グルクロニダーゼが発現しており，ケルセチン抱合体は細胞外で脱抱合された後，細胞内に取り込まれ，さらにメチル化されるといった代謝に関する詳細な解析例，またこのような構造変換がマクロファージに対して示す機能性について詳細に解説する。

3．がん・脂質代謝の分子栄養学（第2編）

　食品の機能性研究分野では，がんに対する機能性食品成分の解析が初期のころから盛んに行われてきた。具体的には，がん細胞の増殖を阻害する機能性食品成分，がん細胞特異的にアポトーシスを誘導する機能性食品成分といった研究が進められてきた。また，近年の生活習慣病の増加に関連して，機能性食品成分による脂質代謝改善は，保健機能食品の開発も含め最も盛んに進められている保健機能のひとつである。そこで第2編では，がん・脂質代謝の分子栄養

学を中心に解説する。

　近年の分子栄養学の進展で，ヒトゲノム情報の解読を最も活用した概念・分野という点で，ニュートリゲノミクスがあげられる。DNAマイクロアレイの開発によって遺伝子の網羅的発現を解析できるようになり，栄養素・非栄養素が遺伝子発現全般に及ぼす影響を明らかにする「ニュートリゲノミクス（nutrigenomics）」という新たな分野を生み出した。第6章では，ニュートリゲノミクスに関する基礎を概説し，一例としてイソチオシアネート化合物の代表化合物であるスルホラファン（SFN）を用いて実験動物または培養細胞に添加した際のDNAマイクロアレイ解析について詳細に示す。特にDNAマイクロアレイを実験動物・培養細胞に用いる際の長所と短所，注意すべき条件などを詳細に解説する。さらに，Nrf2ノックアウトマウスを用いたマイクロアレイ解析より，イソチオシアネート化合物がNrf2を介して発がん物質に対する防御に重要な多くの酵素群の遺伝子群の発現を制御すること，一方で，一部の生体防御酵素はNrf2を介さずに発現が制御されることなどを紹介する。

　第7章では，非栄養素を生体が感知するセンサーとしての先駆的な発見である，エピガロカテキンガレート（EGCg）による受容体67kDa laminin receptor（67LR）を介した機能性発現の例を紹介する。緑茶カテキンが抗がん作用を発揮する際の作用機序として67LRがEGCgの受容体として同定されたが，EGCgが67LRに結合した後の細胞内イベントは細胞によって異なることなどを解説する。さらに，EGCgによる67LRを介した機能性発現をさらに増強する例としてエリオジクチオールを見いだし，エリオジクチオールが67LR依存的な細胞死経路に関与するAktの活性化を促進することで，EGCgの抗がん作用を増強するという知見を紹介する。

　次に，生活習慣病予防の観点から抗肥満性ホルモンであるFGF21について紹介する（第8章）。FGF21は核内受容体あるいはストレスといったさまざまな要因によってその発現が制御されることが知られる。特に小胞体ストレスによって活性化される転写因子ATF4がFGF21の転写を制御することなど，著者らの見いだした知見を示す。また本章では，食品成分として大豆タンパク質の

約20％を占めるβ-コングリシニンが，ATF4-FGF21経路を活性化することで抗肥満効果を発揮しているという知見についても解説する。

第9章では，生活習慣病と関連が深く，コレステロール代謝に大きな役割を担うLDL受容体に焦点を当て，LDL受容体をはじめとするリポタンパク質受容体ファミリーについてその概要を紹介する。また，LDL受容体以外のリポタンパク質受容体ファミリーはリポタンパク質代謝に明確には関与せず，VLDL受容体やApoE受容体2は神経細胞の制御に関与すること，LPR5/6がWntの共役受容体として機能し，β-カテニン安定化などWntシグナルを制御することを詳細に解説する。さらに，著者らが見いだしたLPR10は，LPR5/6とは逆にWnt-β-カテニン経路を阻害することを明らかにし，同じリポタンパク質受容体ファミリーで相反する役割を担っていることなどについて解説する。

4．骨格筋の分子栄養学（第3編）

近年，ロコモティブシンドロームという言葉が注目され，筋力の衰えを食品で予防・改善する試みがなされており，運動模倣食品といった言葉も聞かれる。骨格筋は生体において最も活発な運動器官かつ代謝器官であり，男性では全体重の約40％，女性では約30％を占める。骨格筋量の減少は，その要因として運動不足や，寝たきり，けがによるギプス固定などに加えて，加齢やストレス，過度のダイエットなどにも起因することが知られている。また，骨格筋量の減少によって運動能が低下するが，運動能の低下によってさらに骨格筋量が減少するといった悪循環も知られる。そこで第3編では，ポリフェノールなどの非栄養素による骨格筋代謝改善について解説するとともに，栄養素である分枝アミノ酸（branched-chain amino acids：BCAA）の骨格筋における役割を分子栄養学の観点から解説する。

第10章では，骨格筋量とエストロゲン受容体βアゴニストの関係について詳細に解説する。女性ホルモンとも呼ばれるエストロゲンはステロイドホルモンの一種であり，核内受容体であるエストロゲン受容体（ERαとERβのアイソ

フォームが存在）に結合することでさまざまな生理作用を発揮する．一方，大豆イソフラボンはエストロゲンと構造が似ていることから，エストロゲン様作用を示す．骨格筋量の低下，すなわち，筋萎縮をもたらすタンパク質分解を調節するユビキチン・プロテアソーム系の制御にエストロゲン受容体は関与するが，エストロゲン受容体の種類（αとβ），大豆イソフラボンの種類などによって骨格筋に対する作用が異なることなどを詳細に解説する．

　健康寿命の延伸に重要な習慣として，日々の食生活とともに運動習慣の励行が知られている．第11章では，運動による代謝改善効果について分子・細胞レベルでの詳細な機構を解説する．具体的には，運動負荷をかけたマウスとかけていないマウスの腓腹筋でエネルギー代謝にかかわる遺伝子についてmRNA発現量を比較し，中性脂肪を分解するLPLやPGC-1α，また，LPLの遺伝子発現を制御することが報告されているPPARγ1などのmRNA発現が増加していることを示す．このような運動の効果（遺伝子発現の変化）はAMPキナーゼの活性化に起因することが予想され，そこからAMPキナーゼによる遺伝子発現制御についての解析が進められさらに，AMPキナーゼ活性化からHuR活性化，PPARγ1安定化という流れを解説する．これらの知見は，AMPキナーゼを活性化することが知られるフラボノイドなど非栄養素を摂取することで運動と同様な効果が期待できる可能性を示している．

　第12章では，第11章でも紹介された核内受容体の一種であるPPARに注目し，ポリフェノールによるPPAR機能の制御と骨格筋代謝改善を解説する．すなわち，著者らはPPARを活性化する食品成分を探索して赤ワインなどに含まれるレスベラトロールなどを見いだし，さらにレスベラトロールはPPARサブタイプファミリーのなかでもPPARαを活性化しさまざまな生理作用を発揮することを示す．また，レスベラトロールが運動機能や骨格筋における遺伝子発現に及ぼす影響についてPPARα欠損マウスなどを用いて解析し，継続的な機械刺激（運動の負荷）のある状態でのみレスベラトロールの有効性がみられるといった新規の知見についても紹介する．

　一方，第13章では筋萎縮における細胞内シグナル伝達経路とそれを制御する

ことによる筋萎縮予防のアプローチについて解説する。筋萎縮に関連するタンパク質分解経路のなかで，寝たきりや宇宙フライトといった筋肉に負荷がかからない状態での筋萎縮である廃用性筋萎縮ではユビキチン・プロテアソーム経路が重要であり，微小重力環境下で発現が増大したユビキチンリガーゼであるAtrogin-1, MuRF1, Cbl-bの特徴を概説する。さらにこれらユビキチンリガーゼの活性化および発現調節に焦点を当て，発現を調節するシグナルとして，IGF-1/forkheadbox O（FOXO）シグナルおよびNF-κBシグナルを紹介する。さらに筋萎縮の予防・改善が期待できる栄養素・非栄養素として，大豆グリシニン，ビタミンD，そして大豆イソフラボンによるユビキチン化抑制を介した筋萎縮予防・改善に関する著者らの研究例を紹介している。

骨格筋は約20％がタンパク質（アミノ酸）で構成されており，アミノ酸の貯蔵器官であるといえる。第14章では，骨格筋を構成するアミノ酸のなかでも体内で合成されない必須アミノ酸，特にBCAAの生理機能について紹介する。BCAAはロイシン，イソロイシン，バリンの総称であり，必須アミノ酸であるため体内には分解系の酵素のみが存在する。本章では，BCAAおよびBCAA分解系，BCAA分解系に影響を与える因子について概説し，またBCAA分解系酵素欠損マウスの表現系などを紹介する。さらにBCAA分解系酵素である分枝$α$-ケト酸脱水素酵素キナーゼ（branched-chain $α$-ketoacid dehydrogenase kinase：BDK）を骨格筋組織特異的に欠損させたマウスを作製・解析した著者らの研究結果を紹介する。

さらに第15章では，転写調節因子FOXO1とPGC1$α$に注目し，筋萎縮予防と運動能改善の観点から分子レベルでの作用機序を概説する。すなわちFOXO1は筋萎縮を起こすことを，著者らが作製した骨格筋特異的にFOXO1過剰発現する遺伝子改変マウスを解析することで示す。またPGC1$α$のトランスジェニックマウスを用いてマイクロアレイ解析およびメタボローム解析を行い，PGC1$α$によるBCAA代謝酵素活性化やその分子メカニズムを解説する。これらの知見は，FOXO1やPGC1$α$が骨格筋機能を改善する機能性食品成分のターゲットとしての可能性を示している。

5．おわりに

　本書では，解毒代謝・炎症，がん・脂質代謝，骨格筋を対象に，著者の先生方にはそれぞれのご専門のトピックスを全15章にわたって紹介していただいた。また分子栄養学のなかでも，主としてセントラルドグマの中心に位置する転写制御にかかわる機能性食品成分，特に非栄養素を中心として最新の話題を解説している。

　しかしながら，非栄養素による分子レベルでの生体調節は転写制御にとどまらず，例えば，特定のmRNAの成熟・分解の制御，タンパク質の翻訳・分解や付加修飾の制御，細胞外への分泌制御など，さまざまなステップを制御・調節する非栄養素も報告されている。したがって，分子栄養学全般を理解するためには，これらのステップに対する非栄養素の作用についても理解する必要がある。さらに，非栄養素による生体調節機能を分子レベルでその全容を明らかにするためには，非栄養素側の構造レベルのさらなる詳細な解析も必要である。すなわち，食品中に含まれる機能性食品成分は，一部腸内細菌での代謝を受けながらも腸管で吸収された後，腸管・肝臓などで代謝・修飾を受けることから，機能性を発現する標的臓器に到達した際の化学構造を明らかにする必要がある。このような解析は一部ケルセチンの例（第5章）などで研究が進められているが，まだまだ解明されていない点が多い。また，標的臓器に到達した非栄養素がどのように感知されるか，感知する分子の同定が必要である。一部の核内受容体に対してはある種のフィトケミカルが直接リガンドとして結合する例，緑茶カテキンに対する67LRの例（第7章），ならびに主として免疫機能に関与するToll様受容体（TLR）をはじめとするパターン認識受容体などに直接作用する機能性食品成分の例が報告されている。しかしながら，生体側の受容分子がまだまだ解明されていない機能性非栄養素は数多く存在し，今後の分子栄養学の課題と思われる。

分子栄養学は分子生物学の進展とともに発展してきたと捉えられるが，特に2000年以降確立されたオミックス技術は分子栄養学分野においても有効であり，ゲノム情報をもとにニュートリゲノミクスという新たな分野も確立された（第6章）。また，次世代シークエンサーによる解析などから，個人の遺伝子の特徴をもとに代謝や疾患リスクを考慮するテーラーメイド栄養学の進展も期待される。

　今後さらに分子栄養学が発展して新たな知見が集積され，それを科学的エビデンスとする機能性食品の開発，ひいては健康寿命の延伸につながることを心より祈念する。また，本書が読者の皆様の今後の御研究の一助となれば幸甚である。

第1編

解毒代謝・炎症の分子栄養学

第1章 フラボノイドによるAhR形質転換抑制機構
　　　　　　　　　　　　　　　　　　　……………………………（芦田　均）

第2章 ニンニク成分の遺伝子発現を介した生理作用
　　　　　　　　　　　　　　　　　　　……………………………（宇野茂之）

第3章 Nrf2・ARE経路の食品成分による活性化
　　　　　　　　　　　　　　　　　　　……………………………（菅原達也）

第4章 食品成分による転写因子を介した腸管上皮解毒排出系の制御
　　　　　　　　　　　　　　　　　　　……………………………（薩　秀夫）

第5章 食品由来フラボノイドのマクロファージを標的とした
　　　機能性発現機構　　……………………………（河合慶親）

第1章　フラボノイドによるAhR形質転換抑制機構

芦田　均*

1. はじめに

　芳香族炭化水素受容体（aryl hydrocarbon receptor：AhR）は，basic helix-loop-helix（bHLH）ドメインとper-arnt-sim homology（PAS）ドメインを持ったbHLH-PASファミリーに属する転写因子であり，別名ダイオキシン受容体ともいわれている薬物受容体である。この名前のとおり，ダイオキシンなどのある種のハロゲン化芳香族炭化水素（halogenated aromatic hydrocarbons：HAHs）や多環芳香族炭化水素（polycyclic aromatic hydrocarbons：PAHs）が，外因性リガンドとなることは知られているが，内因性のリガンドが確定していないため，オーファン受容体である。現在では，食品由来の成分がリガントとなりうることが多く報告されてきている。著者らは，フラボノイドがAhRを介した生化学的な機能の変化，特に形質転換抑制効果とその作用機構を研究してきた。本章では，これまでの知見を中心にその内容を紹介する。

2. AhRとその形質転換[1-3]

　AhRタンパク質のアミノ末端側にあるbHLHドメインは，Mycなどの多くの転写因子が持つDNA結合や90kDa heat-shock protein（Hsp90）との結合，ならびにAhR nuclear translocator（Arnt）タンパク質との二量体に寄与するド

---

*神戸大学大学院農学研究科

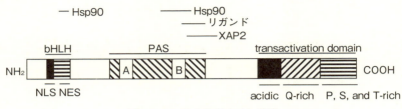

図1-1　AhRのドメイン構造

メインである（図1-1）。この領域には，核内に入るための核移行シグナル（nuclear localization signal：NLS）と，核から出るための核外搬出シグナル（nuclear export signal：NES）もある。一方で，PASドメインはPAS AとPAS Bからなり，前者はArntとの二量体形成にかかわり，後者はリガンド結合やHsp90との結合にかかわる。なお，PASは，①Per（period：ショウジョウバエの日周リズム制御因子），②Arnt（AhR nuclear translocator：AhRのヘテロ二量体の相手），③Sim（single-minded：ショウジョウバエの神経発達に関する因子），の3つのタンパク質にホモロジーが見いだされたドメイン構造である。PASドメインはAhR-associated protein（XAP2, also termed ARA9 or AIP）との相互作用にも必要である。カルボキシ末端側は，transactivation domainであり，acidic，glutamine（Q）-rich，proline（P）・serine（S）・threonine（T）-richの3つのサブドメインを持つ。AhRの分子量は種により95～125 kDaと異なるが，基本的にアミノ酸配列はよく保存されている。

　AhRは細胞質内で2分子のHsp90，XAP2，p23と結合して複合体を形成して不活性な状態で存在する（図1-2）。脂溶性のHAHsやPAHsは容易に細胞膜を透過するため，アゴニストとして細胞質に存在するAhRに結合する。アゴニストが結合すると，複合体の乖離を起こし，NLSが露出するため，核内に移行してArntとヘテロ二量体を形成する。このヘテロ二量体は転写因子としてDNAの転写制御領域にある生体異物応答配列（xenobiotic responsive element：XRE）あるいはダイオキシン応答配列（dioxin responsive element：DRE）とも呼ばれるエンハンサーエレメントと結合する。この結合に伴って，プロモー

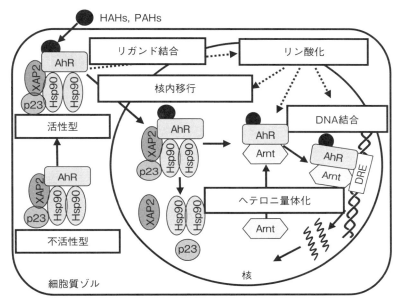

図 1-2　AhRの形質転換機構

ター領域のクロマチン構造が解かれ，基本転写因子やコアクチベーターが結合して転写が活性化する。この一連の変化をAhRの形質転換（transformation）という。転写活性化後のAhR-Arntのヘテロ二量体は核外に移行して分解される。また，AhRの転写活性を負に制御しているAhR repressor（AhRR）が見いだされている。AhRとArntのリン酸化は，形質転換とその下流のシグナル伝達に必須であり，PKCやMAPKがリン酸化にかかわると考えられている。

AhRとArntはほとんどの組織に普遍的に分布するが，AhRはマウスの場合，肝臓に多く発現しており，AhRの発現程度とダイオキシン類の毒性発現の標的組織は大体一致するといわれている。ダイオキシン類の毒性発現のほとんどがAhRを介した作用機構に依存すると考えられているが，ダイオキシン毒性は種差や性差が大きいことが知られている。ダイオキシン類のなかでも最も毒性が高い2, 3, 7, 8-tetrachlorodibenzo-p-dioxin（TCDD）に対するLD$_{50}$値は，最も感受性の高いオスのモルモットと最も感受性の鈍いオスのハムスターの間

で約8,000倍の開きがある。AhRのPAS領域の変異がAhRの感受性の差異に影響する。

　AhRは平面構造を有し，疎水性のHAHsやPAHsと高い親和性を示す。リガンド結合部位の大きさは約1.4×1.2×0.5 nmであり，TCDDが最も典型的な外因性リガンドとして知られている。TCDDのAhRに対する解離定数は10^{-10}Mであり，極めて親和性が高い。ダイオキシン類以外にもベンゾ(a)ピレン〔benzo(a)pyrene〕や3-メチルコラントレン（3-methylcholanthrene）などのPAHsも，この受容体のリガンドとなりうる。ダイオキシン類には，ジオキシン構造を持つ化合物だけでなく，ジベンゾフラン構造を持つ化合物やコプラナーPCBがある。すべての異性体が毒性を持つのではなく，限られた異性体しか毒性を示さない。また，その毒性は基盤となる骨格に結合する塩素の数と位置により変化する。この毒性の強さは，AhRとの親和性の強さにも深くかかわる。

　一方で，内因性リガンドはまだ確定されていないため，AhRはオーファン受容体のひとつである。インジルビン（indirubin）やインジゴ（indigo）などのインジゴイド（indigoids），ビリルビン（bilirubin）やビリベルジン（biliverdin）などのテトラピロール（tetrapyroles），アラキドン酸代謝物であるリポキシン（lipoxin）A_4やロイコトリエン（leukotriene）A_4代謝物，7-ケトコレステロール（7-ketocholesterol）などが内因性リガンド候補として考えられている。インジルビンやインジゴなどのインジゴイドについては，著者らも検証して，確かに高濃度ではAhRのアゴニスト作用を示すが，低濃度ではむしろアンタゴニストとして作用する結果を得ている[4]。このような背景をもとに，著者らは，フラボノイドも内因性リガンド候補となりうるのではないかと考えている。フラボノイドはある程度の疎水性を持ち，B環は自由回転できるが，A環とC環部分は平面構造を取り，AhRのリガンド結合ポケットに収まる大きさである。

3．AhRと薬物代謝系[2,5]

　AhRは薬物代謝系酵素の発現を誘導することで，HAHsやPAHsをはじめと

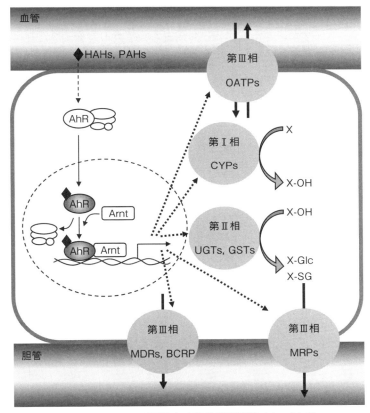

図1-3 AhRが誘導する薬物代謝関連タンパク質

する生体異物や医薬品，農薬，食品成分などの代謝を制御する（図1-3）。この解毒代謝の主要な場は肝臓や腎臓であり，代謝物は尿や胆汁に排泄される。この代謝過程で，ベンゾ(a)ピレンなどの生体異物はAhRが発現を誘導する薬物代謝第Ⅰ相酵素で代謝活性化されてDNA付加体を形成して発がんにつながることが知られている。したがって，代謝活性体を抱合して排泄促進につなげる薬物代謝第Ⅱ相酵素の発現を高めることは，化学発がんの予防戦略として重要である。近年，AhRの下流でこの薬物代謝第Ⅱ相酵素の発現の鍵分子であるNF-E2関連因子〔nuclear factor (erythroid-derived 2)-like 2 (Nrf2)〕の発現

が調節されていることが明らかになった。また、薬物代謝第Ⅰ相酵素の作用により生じた活性酸素による酸化ストレスもNrf2を介した薬物代謝第Ⅱ相酵素の発現を促す可能性も示唆されている。すなわち、AhRは薬物代謝第Ⅰ相酵素のみならず、薬物代謝第Ⅱ相酵素の発現にもかかわる。さらには、AhRは薬物排出に関与するある種のトランスポーターの発現にも関与しており、これらを薬物代謝第Ⅲ相トランスポーターという。

AhRが発現を誘導する代表的な薬物代謝第Ⅰ相酵素には、チトクローム（cytochrome）P4501A1（CYP1A1），CYP1A2，CYP1B1があり、第Ⅱ相酵素としては、グルタチオンS-トランスフェラーゼA1（glutathione S-transferase A1：GSTA1），GSTA2，NAD(P)H：キノン酸化還元酵素（quinone-oxidoreductase：NQO1），UDP-グルクロン酸転移酵素（UDP-glucuronosyltransferases：UGTs）などがある。また、第Ⅲ相トランスポーターとしては、多剤耐性タンパク質（multi-drug resistance protein：MDR）や多剤耐性関連タンパク質（multi-drug resistance-associated protein：MRP）などが知られている。

4．AhRの食品由来リガンドとしてのフラボノイド

AhRリガンドとしてのフラボノイドの研究は、当初は合成物から始まった。$α$-naphthoflavone（7, 8-benzoflavone）と$β$-naphthoflavone（5, 6-benzoflavone）は、濃度域によりAhRのアンタゴニストとしてもアゴニストとしても作用する[2]。また、3′, 4′-dimethoxyflavoneやphosphatidylinositol 3-kinase阻害剤であるLY294002［2-(4-morpholinyl)-8-phenyl-4 H-1-benzopyran-4-one］，mitogen-activated protein kinase kinase阻害剤であるPD98059［2-(2′-amino-3′-methoxyphenyl)-oxanaphtalen-4-one］torもAhRのリガンドとなることが報告されている[2,3]。

天然のフラボノイドは、野菜、果物、茶、ワイン、マメなどの植物性食品に広範に含まれており、食経験が長い。フラボノイドの多様な機能性はよく知られているが、AhRのリガンドとなることについても報告がある。ジオスメチ

表1-1 フラボノイドによるTCDDが誘導するAhRの形質転換抑制効果

IC$_{50}$≦5 μM	5＜IC$_{50}$≦10 μM	10＜IC$_{50}$≦100 μM	100 μM＜IC$_{50}$
フラボン	ルテオリン	ルテオリン-7,3'-O-bis-グルコシド	(＋)-カテキン
クリシン	タンゲレチン		EC
バイカレイン	フィセチン	ルチン	GC
アピゲニン	モリン	エリオジクチオール	EGC
ガランジン	ミリセチン	ヘスペレチン	CG
ケンフェロール	イソラムネチン	ナリンギン	ダイゼイン
ケルセチン	ナリンゲニン	EGCG	ゲニステイン
フラボノール		ECG	プエラリン
タマリキセチン		GCG	シアニジン
ケルシトリン		カルコン	シアニジン-3-グルコシド
フラバノン		カルダモニン	
テアフラビン			

抑制効果は，1 nM TCDDが誘導するDNA結合活性を50％阻害する化合物の濃度（IC$_{50}$）で示した．

ン（diosmetin），ジオスミン（diosmin），クリシン（chrysin），ゲニステイン（genistein），バイカレイン（baicalein）やダイゼイン（daidzein）は，AhRのアゴニストに，ルテオリン（luteolin）はアンタゴニストになることが報告されており，ケルセチン（quercetin），ケンフェロール（kaempferol），ガランジン（galangin）はアゴニストとアンタゴニストのいずれにもなることが報告されている[2]．著者らは，これまでに約50種のフラボノイドについて，ラット肝細胞質画分に含まれるAhRの形質転換を無細胞系でスクリーニングした[6-8]．その結果，多くのフラボノイドは低濃度ではAhRのアンタゴニストとして作用し，限られた化合物は高濃度でアゴニストとして作用することを見いだした．アンタゴニスト作用の結果（表1-1）は，化合物のサブクラスに依存しており，その程度の強さは，フラボン（flavone）＝フラボノール（flavonol）＞フラバノン（flavanone）＝カルコン（chalcone）＞カテキン（catechin）の順であった．イソフラボン（isoflavone）とアントシアン（anthocyan）は効果がなかった．効果を示す化合物のうち，特に，ケルセチンやガランジンなどは，上記の合成フラボノイドであるα-ナフトフラボン（α-naphthoflavone）よりも強い効果

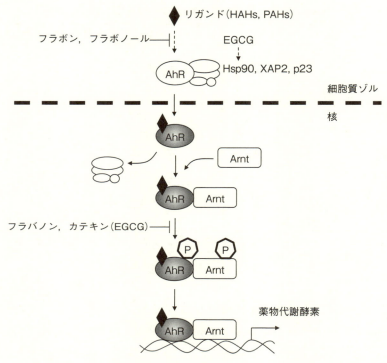

図1-4 AhRの形質転換を抑制するフラボノイドの作用点

を示した。また，著者らの実験系では，フラボン，タマリキセチン（tamarixetin），クリシン，フラボノール，ケルセチン，フラバノンならびにダイゼインは，生理的でない高濃度（100 μM）では，アゴニスト作用を示した。

そこで，効果を示したフラボノイドについて，培養肝細胞を用いて，TCDDが誘導するAhRの形質転換に対する抑制作用機構を調べた（図1-4）。その結果，フラボンとフラボノールは，アゴニストがAhRと結合するのを競合的に阻害することが作用点であることを見いだした[9]。その下流でのAhRからHsp90，XAP2，p23の解離を抑制し，AhRとArntのリン酸化の抑制，Arntとの二量体形成の抑制も確認している[10]。一方で，フラボンとカテキンは，アゴニストのAhRへの結合段階とAhRからHsp90，XAP2，p23の解離段階は抑制

できず，AhRとArntのリン酸化を抑制することで，これらのタンパク質の二量体形成を抑制することが作用点であることを見いだした[9,10]。カルコンの効果は中程度であるが，生薬であるソウズクに含まれるカルダモニン（cardamonin）は，フラボンやフラボノールと同じく，アゴニストがAhRと結合するのを競合的に阻害することを見いだしている（未発表）。茶中のカテキンの代表であるエピガロカテキンガレート〔（−）-epigallocatechin gallate：EGCG〕については，Hsp90との相互作用が関与するとの報告があり[11]，著者らもHsp90を含むAhR複合体にEGCGが相互作用することを認めている[9]。

EGCGは，カテキンのなかでは最も強い効果を示すが，カテキン重合体であるテアフラビン（theaflavin：TF）はEGCGよりも強い効果を示し，1nM TCDDが誘導するAhRの活性化に対するIC_{50}値は，ガレートを持たないTF1で4.5 μM，ガレート型テアフラビンのTF2A，TF2BおよびTF3では，それぞれ2.3 μM，2.2 μM，0.7 μMであった[12]。さらに，効果を示すほとんどのフラボノイドが，TCDDを作用させる前に反応系に添加しないと効果を示さないのに対し，TFは興味深いことに，TCDDと同時またはTCDDの添加後に作用させた場合でも効果を発揮した[12]。

多くの場合，フラボン，フラボノール，ならびにフラバノンは，植物中に配糖体で存在する。AhRは疎水性化合物をリガンドとすることから，配糖体の効果は弱い。しかし，ソバなどに含まれるケルセチン配糖体のひとつであるルチン（rutin）の効果は比較的強い[6]。また，ブラジル産プロポリスには，フラボノイドがアグリコンとして多く含まれており，プロポリス抽出物は無細胞系でのAhR形質転換抑制効果が強いことを見いだしている[13]。そのIC_{50}値は，1 μg/mL程度であり，他の野菜抽出物と比較して格段に強い[14]。上述のカテキンやテアフラビンも緑茶や紅茶中にアグリコンとして含まれている。

以上のことから，ある種のフラボノイドは，TCDDによるAhRの形質転換を，①受容体タンパク質にアンタゴニストとして作用してアゴニストの結合を阻害するか，あるいは，②AhRとそのパートナー分子であるArntのリン酸化を阻害することで抑制効果を発揮することがわかった。

5. フラボノイドによるAhRを介した薬物代謝関連タンパク質の発現調節

　AhRの形質転換抑制効果を示すフラボノイドは，AhRの下流で発現が誘導される薬物代謝第Ⅰ相酵素CYP1Aサブファミリーの発現を抑制することが期待できる。また，AhRは薬物代謝第Ⅱ相酵素の発現にかかわる転写因子 nuclear factor (erythroid-derived 2)-like 2 (Nrf2) の発現を誘導する[15]。また，AhRにより誘導されたCYP1Aサブファミリーによる生体異物や薬物の代謝過程で生じる活性酸素種が酸化ストレスをもたらし，Nrf2を活性化することで薬物代謝第Ⅱ相酵素の発現が誘導されることも示唆されている。著者らは，ルテオリンを用いて，AhRとNrf2が誘導する薬物代謝酵素の発現調節を調べた[16]。ルテオリンは，3種類の肝細胞株（ヒト由来のHepG2，マウス由来のHepa-1c1c7，ならびにラット由来のRL-34）において，AhRを介した薬物代謝第Ⅰ相酵素であるCYP1A1，薬物代謝第Ⅱ相酵素であるNQO1とGSTP1の発現を濃度依存的に抑制した。また，ルテオリンはHepG2細胞において，TCDDや$tert$-butylhydroquinone (t-BHQ) によるNrf2の安定化を低下させることで，その発現誘導を抑制した。t-BHQを作用させたHepG2細胞で，ルテオリンはNQO1，グルタチオンS-トランスフェラーゼP1 (GSTP1) ならびにアルドケト還元酵素 (aldo-keto reductases：AKRs) の発現も抑制した。阻害剤やsiRNAを用いた実験から，ルテオリンによるCYP1A1とGSTP1の発現調節は主にAhR経路に依存しており，一方で，NQO1とAKRsの発現調節は主にNrf2経路に依存することがわかった（図1-5）。

　ケンフェロールについても実験を行い，ルテオリンと同様の抑制効果を認めている（未発表）。HepG2細胞にルテオリンとケンフェロールを共作用させると，予想どおりにTCDDやt-BHQが誘導する薬物代謝酵素の発現抑制効果が強まった。そこで，細胞内へのこれらのフラボノイドの取込み量を調べたところ，

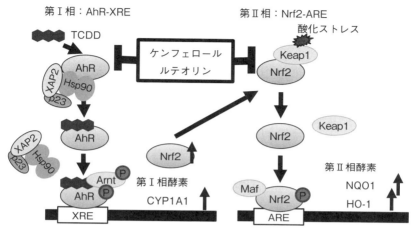

図1-5 AhRとNfr2経路を介した薬物代謝調節とフラボノイドによる抑制
TCDD：2,3,7,8-tetrachlorodibenzo-*p*-dioxin, Nrf2：NF-E2-related factor 2, AhR：aryl hydrocarbon receptor, CYP1A1：cytochrome P450 1A1, NQO1：NAD(P)H quinoneoxidoreductase 1, HO-1：hemeoxygenase-1.

興味深いことに，それぞれの化合物を単独で作用させた時と比べて，ルテオリンがケンフェロールの細胞内への取込みを増加させることで抑制作用が増強することがわかった（未発表）。また，ケンフェロールの細胞内への取込みについては，放射性同位元素でラベルしたケンフェロールを作用させたところ，濃度依存的に取込み量が増加することを見いだしている[17]。また，フラボノールが自己蛍光を持つことから，ケンフェロールを作用させた細胞を蛍光分析した。その結果，ケンフェロール由来の蛍光が作用3分後から認められ，それが核内に局在することがわかった[17]。これらのことから，培養細胞に作用させたケンフェロールは速やかに細胞に入り，核内に集積することがわかった。さらに，薬物代謝酵素第Ⅲ相タンパク質のひとつであり，ATP-binding cassette subfamily B member 1 (ABCB1)，あるいはMDR1とも呼ばれているP糖タンパク質 (P-glycoprotein) の阻害剤であるベラパミル (verapamil) をhepa-1c1c7細胞に作用させたところ，ケンフェロールの細胞からの排出が抑制された[18]。すなわち，薬物代謝酵素第Ⅲ相トランスポーターの阻害によりケンフェ

ロールの細胞内蓄積量が増加した。この条件でTCDDを作用させると、ケンフェロールによるAhRの形質転換抑制効果が強まることが認められた。これらのことから、化合物の組合わせや薬物代謝酵素第Ⅲ相トランスポーターの活性制御により、フラボノイドによるAhRを介した薬物代謝調節作用が変化することが強く示唆された。

6. 実験動物を用いたフラボノイドと植物抽出物の効果の検証

　前節で示したケンフェロールの作用について、動物実験でも検証した。C57BL/6マウスにケンフェロールあるいは、ケンフェロール、ケルセチン、イソラムネチン（isorhamnetin）などのフラボノイドを24％含むイチョウ葉抽出物を経口投与し、その後AhRのアゴニストである3-メチルコラントレンを腹腔内投与し、肝臓でのAhRの形質転換を評価したところ、ケンフェロールやイチョウ葉抽出物は、3-メチルコラントレンが誘導するAhRの形質転換を有意に抑制した[18]。また、C57BL/6マウスにベラパミル（verapamil）を経口投与した後にケンフェロールを経口投与し、摘出した肝臓の細胞質画分にTCDDを作用させる ex vivo 試験を実施した。その結果、TCDDによるAhRの形質転換はケンフェロール単独投与群では減少傾向に留まったが、ベラパミルとケンフェロールの両方を投与した群では有意に減少した。これらのことから、フラボノイドやフラボノイドを高含有する食品素材は、ダイオキシンなどの環境異物によるAhRの形質転換を効果的に抑制し、薬物代謝酵素第Ⅲ相トランスポーターの阻害によりフラボノイドの排出を抑制すると、抑制効果が強まることが示唆された。化合物レベルでの検証としては、カルコンのひとつであるカルダモニンでも検証し、有効性を見いだしている（未発表）。

　ポリフェノール高含有食品素材の例として、カカオポリフェノール抽出物の例を紹介する[19]。カカオにはエピカテキン（epicatechin）やその重合物である

プロシアニジン（procyanidin）類，すなわちフラバン-3-オール（flavan-3-ol）を多く含む。この抽出物をC57BL/6マウスに経口投与し，その後に3-メチルコラントレンを腹腔内投与し，肝臓でのAhRの形質転換を評価した。その結果，カカオポリフェノール抽出物は，3-メチルコラントレンが誘導するAhRの形質転換抑制作用を示し，AhRの下流の薬物代謝第Ⅰ相酵素であるCYP1A1の発現上昇と薬物代謝第Ⅱ相酵素のNQO1の活性上昇も抑制した。一方で，カカオポリフェノール抽出物は，3-メチルコラントレンの有無にかかわらずGST活性を増加させた。このGST活性の増加は，3-メチルコラントレンの解毒代謝につながると考えられた。カカオポリフェノール抽出物によるAhRの形質転換抑制作用機構としては，AhRの核内移行の後の段階で，Arntとのヘテロ二量体形成を抑制することがわかった。しかし，エピカテキンのAhRの形質転換抑制作用は極めて弱いこと[6]やプロシアニジン類はほとんど体内に取り込まれず[20]，生体利用性が低いことから，カカオポリフェノールが直接作用しているとは考え難い。*ex vivo*試験でも有効性を示すことから，体内に何らかの有効化合物があることが示唆されたため，フラバン-3-オールolの代謝物であるフェノール酸（phenolic acid）に着目して調べた。その結果，フェルラ酸（ferulic acid），カフェ酸（caffeic acid），*m*-クマル酸（coumaric acid）などに効果があることがわかり，代謝物が真の有効成分であることが示唆された[19]。

　茶もフラバン-3-オールとその重合物を多く含むことから，緑茶と紅茶を用いて同様の実験を実施した[21]。その結果，緑茶や紅茶もカカオ抽出物と同様に3-メチルコラントレンが誘導するAhRの形質転換と薬物代謝第Ⅰ相酵素であるCYP1A1の発現を抑制した。また，フラバン-3-オール含量が低いにもかかわらず，紅茶のほうが緑茶よりも強い効果を示した。血漿や肝臓中の個々のフラバン-3-オールとその代謝物の量は，無細胞系で有効性を示す濃度には至っておらず，体内に取り込まれたフラバン-3-オールが相加・相乗的に効果を示したのか，未知の代謝物が作用したのかは不明である。

7. おわりに

　フラボノイドなどのポリフェノールは，吸収されても抱合などの代謝をすみやかに受けることと，生体異物として認識されるものが多いため，体内での滞留時間は短い。一方で，AhRは疎水性の化合物を受容するので，親水性が増した代謝物の効果は期待できない。したがって，体内に存在する微量のアグリコンが有効性を示すのか，未知な代謝物が有効性を示すのか，など真のAhRアンタゴニストの解明が残された課題である。また，アンタゴニスト効果は，ダイオキシン類などの環境汚染物質の毒性緩和には効果を示す可能性はあるが，薬物代謝系の抑制は，医薬品などの体内濃度の上昇や残留時間の増加から副作用がもたらされる可能性もある。このような問題点へのアプローチも必要となる。

文　献

1) Denison M.S., Pandini A., Nagy S.R. et al. : Ligand binding and activation of the Ah receptor. Chem Biol Interact, 2002 ; 141 ; 3-24.
2) Ashida H., Nishiumu S. and Fukuda I. : An update on the dietary ligands of the AhR. Expert Opin Drug Metab Toxicol, 2008 ; 4 ; 1429-1447.
3) Denison M.S., Soshilov A.A., He G. et al. : Exactly the same but different : promiscuity and diversity in the molecular mechanisms of action of the aryl hydrocarbon (dioxin) receptor. Toxicol Sci, 2011 ; 124 ; 1-22.
4) Nishiumi S., Yamamoto N., Kodoi R. et al. : Antagonistic and agonistic effects of indigoids on the transformation of an aryl hydrocarbon receptor. Arch Biochem Biophys, 2008 ; 470 ; 187-199.
5) Nebert D.W. and Dalton T.P. : The role of cytochrome P450 enzymes in endogenous signalling pathways and environmental carcinogenesis. Nat Rev Cancer, 2006 ; 6 ; 947-960.
6) Ashida H., Fukuda I., Yamashita T. et al. : Flavones and flavonols at dietary levels inhibit a transformation of aryl hydrocarbon receptor induced by dioxin.

FEBS Lett, 2000 ; 476 ; 213-217.
7) Ashida H. : Suppressive effects of flavonoids on dioxin toxicity. Biofactors, 2000 ; 12 ; 201-206.
8) Mukai R., Fukuda I., Hosokawa K. et al. : Anthocyans fail to suppress transformation of aryl hydrocarbon receptor induced by dioxin. Biosci Biotechnol Biochem, 2005 ; 69 ; 896-903.
9) Fukuda I., Mukai R., Kawase M. et al. : Interaction between the aryl hydrocarbon receptor and its antagonists, flavonoids. Biochem Biophys Res Commun, 2007 ; 359 ; 822-827.
10) Mukai R., Shirai Y., Saito N. et al. : Suppression mechanisms of flavonoids on aryl hydrocarbon receptor-mediated signal transduction. Arch Biochem Biophys, 2010 ; 501 ; 134-141.
11) Palermo C.M., Westlake C.A. and Gasiewicz T.A. : Epigallocatechin gallate inhibits aryl hydrocarbon receptor gene transcription through an indirect mechanism involving binding to a 90 kDa heat shock protein. Biochemistry, 2005 ; 44 ; 5041-5052.
12) Fukuda I., Sakane I., Yabushita Y. et al. : Black tea theaflavins suppres dioxin-induced transformation of the aryl hydrocarbon receptor. Biosci Biotechnol Biochem, 2005 ; 69 ; 883-890.
13) Park Y.K., Fukuda I., Ashida H. et al : Suppressive effects of ethanolic extracts from propolis and its main botanical origin on dioxin toxicity. J Agric Food Chem, 2005 ; 53 ; 10306-10309.
14) Park Y.K., Fukuda I., Ashida H. et al. : Suppression of dioxin mediated aryl hydrocarbon receptor transformation by ethanolic extracts of propolis. Biosci Biotechnol Biochem, 2004 ; 68 ; 935-938.
15) Miao W., Hu L., Scrivens P.J. et al. : Transcriptional regulation of NF-E2 p45-related factor (NRF2) expression by the aryl hydrocarbon receptor-xenobiotic response element signaling pathway : direct cross-talk between phase I and II drug-metabolizing enzymes. J Biol Chem, 2005 ; 280 ; 20340-20348.
16) Zhang T., Kimura Y., Jiang S. et al. : Luteolin modulates expression of drug-metabolizing enzymes through the AhR and Nrf2 pathways in hepatic cells. Arch Biochem Biophys, 2014 ; 557 ; 36-48.
17) Mukai R., Shirai Y., Saito N. et al. : Subcellular localization of flavonol aglycone

in hepatocytes visualized by confocal laser scanning fluorescence microscope. Cytotechnol, 2009 ; 59 ; 177-182.
18) Mukai R., Satsu H., Shimizu M. et al. : Inhibition of P-glycoprotein enhances the suppressive effect of kaempferol on transformation of the aryl hydrocarbon receptor. Biosci Biotechnol Biochem, 2009 ; 73 ; 1635-1639.
19) Mukai R., Fukuda I., Nishiumi S. et al. : Cacao polyphenol extract suppresses transformation of an aryl hydrocarbon receptor in C57BL/6 mice. J Agric Food Chem, 2008 ; 56 ; 10399-10405.
20) Yamashita Y., Wang L., Nanba F. et al. : Procyanidin promotes translocation of glucose transporter 4 in muscle of mice through activation of insulin and AMPK signaling pathways. PLoS ONE, 2016 ; 11 ; e0161704.
21) Fukuda, I., Nishiumi, S., Mukai, R. et al. : Catechins in tea suppress the activity of cytochrome P450 1A1 through the aryl hydrocarbon receptor activation pathway in rat livers. Int J Food Sci Nutr, 2015 ; 66 ; 300-307.

第2章　ニンニク成分の遺伝子発現を介した生理作用

宇野茂之[*]

1. はじめに

　ニンニク（*Allium staivum* L.）は数千年も前から食物のみならず薬草としても使われている。ニンニクは古くから強壮剤として認知され，ピラミッド建設にかかわった労働者の活力源になっていたといわれている。また，世界最古の薬物治療書『エベレス パピルス（The Papyrus Evers）』には，多くの薬草の処方が書かれており，ニンニクには感染症，疲労，衰弱，神経系の病気，循環器系の病気など22の処方が記されている。

　1950年代以降からニンニクの研究が広く行われるようになり，1960年代後半から1980年代前半にかけてニンニクの「動脈硬化を抑制する作用」「血液中の脂質を低下させる作用」「血小板凝集を抑制する作用」などが発見されて以来，さらに多くの研究がなされている。

　これまでの研究で，ニンニクのいろいろな生理作用に及ぼす影響が調べられてきた。最も注目すべきことは，ニンニクががん予防に効果を発揮する野菜であることが明らかになり，1990年にアメリカ国立がん研究所がデザイナーフーズプログラムのなかで，ニンニクをがん予防効果の期待できる食品のトップに位置づけたことである（図2-1）。

　その後の研究ではニンニク成分の生理作用に及ぼす影響から，ニンニク成分がどのように生理作用に影響を及ぼすかといったメカニズムの解明に重点が置かれるようになってきた。

---

[*]日本大学医学部医学科

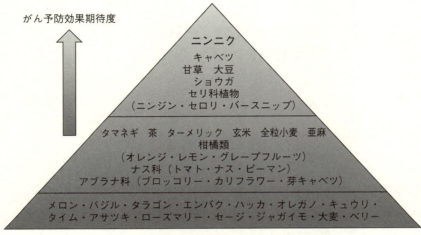

図2-1　がん予防効果が期待できる食品

1990年にアメリカ国立がん研究所からがん予防効果が期待できる食品が「デザイナーフーズプログラム」として発表された。がん予防の観点から，長年の疫学調査に基づき食品がランクづけされた。

　ニンニクは水分65％，炭水化物30％と，成分上バラエティーの乏しい食品であるが，ニオイの成分である含硫成分が3.5％も含まれているのが特徴で，この含硫成分の薬理効果が多彩かつ顕著であることがニンニクの多彩な生理作用を示す理由である。

　ニンニクは薄皮をむいた状態ではそれほど強いニオイはしないが，切ったり，すりおろしたりすると強烈なニオイが発生する。ニンニクには無臭の硫黄化合物であるアリイン（alliin）が含まれており，切ったり，すりおろしたりすることで維管束に存在する酵素アリイナーゼ（alliinase）が放出し，アリインが分解され，ニオイの成分であるアリシン（allicin）に変化する。アリシンは不安定であるため，安定で揮発性のあるジアリルスルフィド（diallyl sulfide：DAS），ジアリルジスルフィド（diallyl disulfide：DADS），ジアリルトリスルフィド（diallyl trisulfide：DATS），アリルメチルジスルフィド，アリルメチルトリスルフィド，ジメチルジスルフィド，ジメチルトリスルフィドなどに変化していく（図2-2）。これらがガーリックオイルに含まれており，ニンニクの生理

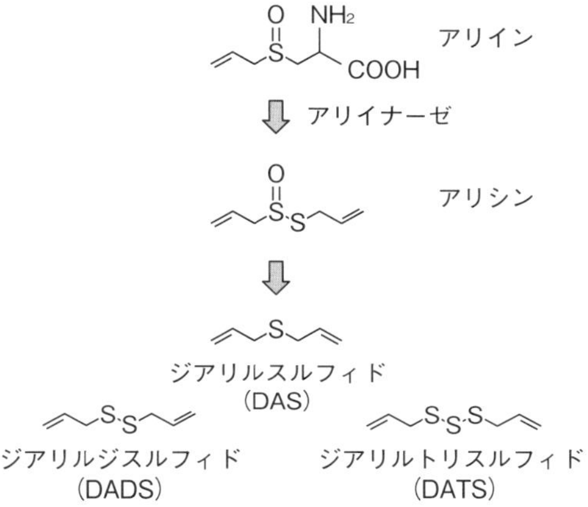

第2章　ニンニク成分の遺伝子発現を介した生理作用　31

図2-2　ニンニク含硫化合物の発生のしくみ
　新鮮なニンニクに含まれる無臭のアリインはシステインの誘導体である。維管束からアリイナーゼが放出されると，アリインはニオイの成分であるアリシンに変換される。不安定なアリシンは分解によって比較的安定な多硫化化合物に変換される。

作用の多くがこれら香気スルフィドによることが確認されている。
　これまでニンニクの健康向上に寄与する作用について多くの科学的研究がなされてきている。現在研究に使用されているニンニクの形状は，生ニンニク，ガーリックパウダー，ガーリックオイル，ニンニク精油成分（DADS，DATS）であり，心血管疾患，がんなどに対する抑制メカニズムの解明について細胞培養（in vitro），動物（in vivo）を使って検討されている。
　今後のニンニク研究の主要な目的に，ヒトにおけるニンニクの健康上の利点を明確化することがあげられる。この点を明らかにするためには，前臨床の研究をヒトの研究にも適用させていく必要があるため，前臨床研究は重要である。生理作用を解明するための遺伝子発現からのアプローチは，これまでの前臨床研究において広く使われた解析法であり，ニンニクの健康向上の可能性と関連した重要な生物学的メカニズムを洞察するよいツールである。本章では，これまで明らかにされてきたニンニクの薬物代謝関連遺伝子発現の調節およびそれに関連する遺伝子調節メカニズムについて説明する。

2. ニンニクの生体異物代謝への影響

(1) ニンニク成分のNrf2を介する抗酸化作用

　生命維持に必要なエネルギー獲得の副産物の活性酸素種や食物に含まれる親電子性物質によって引き起こされる酸化ストレスは，DNA，タンパク質，脂質など生体高分子を酸化することで細胞障害を誘導するため，がん，糖尿病などの生活習慣病を引き起こす要因となると考えられている。一方で，生理活性物質であるプロスタグランジンJ_2などは内因性の親電子性物質として作用し，炎症の終焉に寄与している。このように酸化ストレスは，細胞障害を引き起こすのみならず，細胞内情報伝達においてセカンドメッセンジャーとしての機能も有している。細胞は酸化ストレスに対し速やかに生体応答をすることで，恒常性維持と適応を行っている。この酸化ストレスの重要な制御メカニズムのひとつにKeap1-Nrf2システムがあり，生体の酸化ストレス防御機構において中心的な役割を果たしている。Nrf2は転写因子として，さまざまな生体防御に関与する遺伝子群〔HMOX1（HO-1），NQO1など〕を活性化するが，通常状態ではNrf2は抑制制御因子であるKeap1と複合体を形成し，複合体に含まれるCullin3（Cul3）型ユビキチンE3リガーゼによってユビキチン化され，26Sプロテアソームによって分解される。一方，親電子性物質など細胞内外からの刺激によって，Keap1の151，273，288番目システイン残基に親電子性分子が化学結合することでNrf2がKeap1と解離し核内へ移行する。核移行したNrf2は，小Maf群因子とヘテロダイマーを形成し抗酸化応答配列（antioxidant response element：ARE）に結合することでHO-1，NQO1などの遺伝子発現を誘導する。

　ニンニク成分の抗炎症作用，心臓保護作用など化学的予防剤効果としての分子メカニズムは明らかにされていなかったが，DATSを用いた研究から，胃がん上皮細胞のAGS細胞においてDATSはKeap1の288番目のシステイン残基にモノアリルモノスルフィドで結合することで（図2-3），Nfr2の解離が起こり，

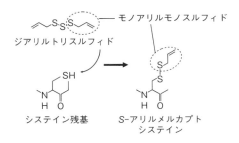

図2-3　DATSによるシステイン残基の酸化修飾（文献[2]より一部改変）
　DATSから分解したS-アリル基がシステイン上のSH基と結合し，S-アリルメルカプトシステインが形成される。

核に移行したNrf2が抗酸化関連因子HO-1，NQO1の遺伝子発現を増加させ，抗酸化作用を示すメカニズムが明らかになった（図2-4）[1,2]。

　また，ヒト肝がん由来細胞株HepG2細胞においてもDAS，DADS，DATSはNrf2のタンパク質量の増加とAREに対する転写活性の増加によってHO-1，NQO1遺伝子発現を誘導した。また，このAREに対する転写活性上昇にCaMKが関与していることが明らかになった[3]。

　また，Nrf2の核移行によるNrf2の転写活性化においてMAPキナーゼやPI3K/Aktシグナルが関与しているという報告がある[4-6]。GSK3βはNrf2を直接リン酸化することで，核移行を抑制している。MAPキナーゼやAktがGSK3βをリン酸化することでGSK3βの活性が抑制され，Nrf2がリン酸化を受けないことで核への移行が亢進することが明らかになった[7]。ラット神経芽細胞株B35細胞において酸素グルコース欠乏（OGD）はROS産生を増加させアポトーシスを誘導するが，DATSは核内Nrf2量を増加させ，HO-1発現を誘導することでROS量を減少させ，OGD誘導性アポトーシスを抑制することが明らかになった。さらにDATSによるOGD誘導性アポトーシスの抑制作用にPI3K/Aktシグナルが関与していることが示された[8]。高グルコース処理における心筋細胞H9c2の細胞障害においてもDATSは同様なメカニズムで細胞障害を抑制することが報告されている[9]。これらのことからDATSは，Keap1を介する経路

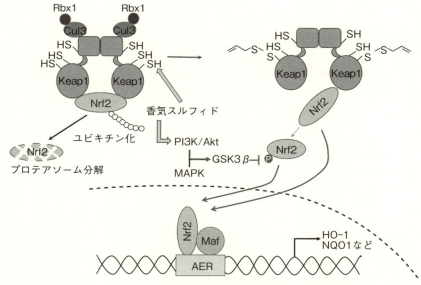

図2-4 ニンニク成分のNrf2を介する遺伝子発現調節

通常状態でNrf2はKeap1と複合体を形成し，Cullin3 (Cul3) によってユビキチン化され，プロテアソーム分解を受ける。ニンニク成分はKeap1の288番目のシステイン残基と結合しモノアリルモノスルフィドを形成することで，Nrf2の解離が起こり，核に移行したNrf2が抗酸化関連因子の遺伝子発現を誘導する。

とリン酸化酵素を介する経路の双方を調節し，相加的または相乗的にNrf2の遺伝子発現を誘導し，抗酸化作用に寄与することが考えられる（図2-4）。

（2）ニンニク成分のAhRを介する発がん物質の代謝への関与

タバコ含有の発がん物質ベンゾ（a）ピレン（BaP）は，国際がん研究機構によってヒトに対して発がん性があるグループ1に分類されている。近年，BaPがハンバーガー，チーズの燻製などに含まれることが数多く報告されている。FAO/WHO合同食品添加物専門家会議（JECFA）においてもタバコを吸わない人は加熱食品，燻製食品などが曝露源であり，喫煙と同程度曝露していると推察されている。日本はいまだBaPの基準値を設定していないが，JECFA，EUにおいてはBaPの食品中の基準値がすでに設定されており，

JECFAは平均推定経口摂取量では健康への懸念が低いが，高摂取者は健康への懸念の可能性があることを示している。

　生体はこれら生体異物から身を守るために生体異物代謝（薬物代謝）反応を獲得している。生体異物代謝反応は，酸化，還元，加水分解などの第Ⅰ相反応，抱合などの第Ⅱ相反応，代謝された薬物を細胞膜上のトランスポーターによって細胞外に排出する第Ⅲ相反応から成っている。第1相反応は生体異物代謝の律速反応であり，主要酵素はチトクロームP450（CYP）である。生体異物は，生体異物受容体（CAR，PXR），ダイオキシン受容体（AhR）などのリガンドとなり，CYPを含む生体異物自身を代謝する酵素群の遺伝子発現を誘導することで代謝され，解毒（排泄）されていく。CYPによる反応は極性化反応であり，代謝産物は元の化合物よりも水に溶けやすくなり，排泄されやすくすると同時に異物が持っていた性質を喪失させる目的がある。しかし，代謝段階で生ずる中間代謝物が毒性を示すことがあり，これを代謝活性化と呼んでいる。CYPによって生ずる中間代謝物は化学的反応性が高くなり，核酸，タンパク質，脂質などと共有結合を形成する。核酸と結合すれば遺伝子変異の要因に，タンパク質と結合すればタンパク質の機能変化，さらにはそのタンパク質が抗原となって免疫異常を示す要因になる。しかし，それらの分子メカニズムの詳細は十分に明らかにされていない。

　例えばBaPは，自ら核内受容体のように転写を調節するAhRに結合し，AhR nuclear translocator（Arnt）とヘテロ二量体を形成することによって転写活性化を起こし，[AH] battery遺伝子と呼ばれている第Ⅰ相酵素であるCYP1ファミリー（CYP1A1，CYP1A2，CYP1B1）と，第Ⅱ相酵素（NQO1，ALDH3A1，UGT1A6，GST1A）の遺伝子の少なくとも7個の遺伝子を誘導することによって自らが代謝を受け，排泄される。BaPはCYP1A1，1B1による最初の酸化反応でフェノール体（3-OH-BaP，9-OH-BaP）およびエポキシ体（BaP-7,8-epoxide）に代謝される。BaP-7,8-epoxideはepoxide hydrolaseによってジオール体（BPD），さらにCYP1などの酸化酵素によってBaP-7,8-diol-9,10-epoxide（BPDE）に代謝され，DNAと付加体を形成することによって遺伝

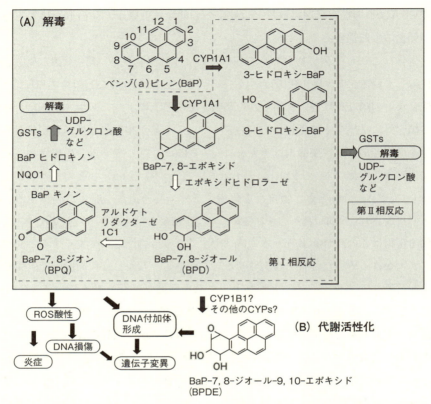

図2-5 発がん物質ベンゾ（a）ピレンの代謝（解毒および代謝活性化）（文献[10]より一部改変）

ベンゾ（a）ピレン（BaP）は，自らが誘導した第Ⅰ相酵素と第Ⅱ相酵素によって解毒（排泄）される。しかし，多量のBaP曝露または酵素バランスの崩壊が起こることで，第Ⅰ相反応で生じる中間代謝物が増加し，ROS産生またはDNA，タンパク質の複合体を形成することで細胞毒性を示すことを代謝活性化と呼ぶ。

子変異を誘導すると考えられている（図2-5）。

ラット肝臓においてDAS，DADSの投与によってAhRターゲット遺伝子であるCYP1A1の遺伝子発現の誘導が観察された。しかしながら，CYP1A2の遺伝子発現には影響を及ぼさなかった[11,12]。また，ヒト肝がん由来細胞株HepG2細胞において，BaPで誘導されるCYP1A1の遺伝子発現をDATSは相乗的に増

強させることを明らかにした。そして，この増強作用には*de novo*タンパク質合成は関与しなかった。一方，DATSはBaPで誘導されるCYP1A2の遺伝子発現には影響を及ぼさなかった。これらのことから，ニンニク成分はCYP1A1の遺伝子発現をAhRとは別の分子に直接的に作用して遺伝子発現を増強することが考えられる。

遺伝子発現にはエピジェネティック制御に関与するヒストンの修飾が重要であることが知られている。ヒストンのアセチル化は特定のリジン残基のアミノ基〔$-NH_2(-NH_3^+)$〕がアミド（$-NHCOCH_3$）に変換されることによって電荷が中和される。これによって陰性に荷電したDNA-ヒストン間の結合が弱くなり，転写因子が入り込むスペースができることで，遺伝子発現のスイッチがオンになる。通常はヒストン脱アセチル化酵素（HDAC）によってヒストンの脱アセチル化が起こり，ヒストンがDNAと強く結合し，転写を抑制している。

BaPによるCYP1A1の遺伝子発現誘導には，AhR-ArntのDNAへの結合と同時に，HDACのDNAからの解離に伴いH3K9（ヒストン3の9番目のリジン），H3K14（ヒストン3の14番目のリジン）のアセチル化が必要であることが明らかになった。HDACは直接AhRの転写活性には影響を与えなかったことから，AhR-ArntのDNAへのリクルートにおいてヒストンのアセチル化が必要であることが明らかになった[12]。

一方，DADSは，ヒト結腸腺がん由来Caco-2細胞，ヒト神経膠芽腫U87MGにおいてHDAC活性を抑制することが明らかになった。DADSはHDAC活性抑制を介してH3とH4のアセチル化を増加させることで，p21（waf1/cip1）の発現を誘導し，増殖を抑制することが明らかになった[14,15]。現在，香気スルフィドはHDACの活性中心に配位しているZn^{2+}を介して結合すると考えられている[16]。

これらのことから，ニンニク成分によるBaPの代謝酵素であるCYP1A1の発現増強作用は，HDACの活性阻害作用を介したエピジェネティック制御が関与していることが考えられる（図2-6）。

さらに，ラット肝臓においてDAS，DADSは生体異物センサーとして機能

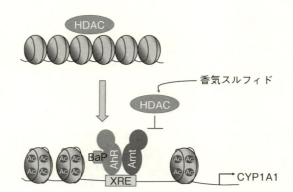

図2-6 ニンニク成分のAhRを介する遺伝子発現増強作用
通常はHDACによってヒストンの脱アセチル化が起こり，転写を抑制している。ニンニク成分はHDAC活性を抑制し，AhR-Arnt複合体のDNAへのリクルートがしやすくなる。

している核内受容体のCAR（constitutive androstane receptor）のターゲット遺伝子であるCYP2B，CYP3Aの遺伝子発現を誘導することが示されている[11]。DAS，DADSのCYP2BおよびCYP3Aの遺伝子発現の誘導はCAR遺伝子改変マウスにおいて遺伝子発現誘導が観察されないことから，DAS，DADSはCARを介した直接的な調節であることが考えられる[17,18]。

　ニンニク成分はHDAC阻害によるエピジェネティックス制御による生体異物代謝酵素の発現誘導増強作用，または核内受容体を介した生体異物代謝酵素の発現誘導作用を介して，食事由来の発がん物質等の生体異物の代謝亢進に寄与することが考えられる。

3. ニンニク成分によるNF-κB（RelA/p50）を介した生理作用

（1）がん抑制作用

　NF-κBは炎症，細胞増殖，アポトーシスなど生命のさまざまな機能を担う転写因子であり，NF-κBの活性はその抑制因子であるIκBによって調節されている。IκBはNF-κBと複合体を形成し細胞質に存在しており，IκBがリン酸化されるとユビキチン・プロテアソーム系で分解され，NF-κBは核に移行し転写活性を示す。

　メタロチオネイン（MT）は必須微量元素の恒常性維持，重金属の解毒，活性酸素種の消去に関与しているが，近年，MT2AがIκBのリン酸化を減少させ，IκBの安定性を増加させることでNF-κBが不活性化することが明らかになった。MT2AによってNF-κBが不活性化されることでcyclin D1の発現が減少し，がん細胞の増殖を抑制していることが報告された[19]。

　DATSはHDAC活性を抑制することで，MT2A遺伝子のH3K9のアセチル化が亢進し，MT2Aの遺伝子発現およびタンパク質発現が増加した。増加したMT2AがIκBを介してNF-κBを不活性化し，がん細胞の増殖抑制と，アポトーシスの誘導を引き起こすことが明らかになった[20]。

　ニンニク成分はMT2AによるNF-κBの不活性化を介してがん細胞の増殖を抑制することが示された（図2-7）。

（2）抗炎症作用

　炎症性関節疾患のモデルとして利用されているウサギ膝関節由来滑膜細胞株HIG-8，初代培養滑膜細胞において，IL-1βがNF-κBの活性化を介して炎症時増加するPGE$_2$やPGI$_2$等の産生に関与するCOX-2（prostaglandin-endoperoxide

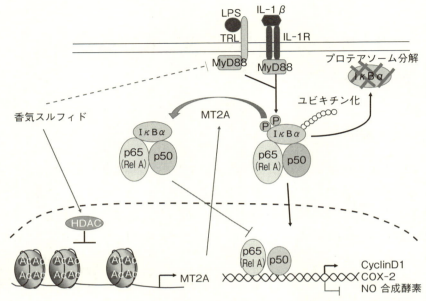

図2-7 ニンニク成分によるNF-κB（RelA/p50）を介した遺伝子発現調節
　IκBはNF-κBと複合体を形成し不活性化している。TRLやIL-1Rシグナルによっ
てIκBがリン酸化されると分解され，NF-κBは転写活性を有する。ニンニク成分は
HDAC活性を抑制することでMT2A遺伝子を亢進し，IκBのリン酸化を減少させる
ことでNF-κB-IκB複合体形成が起こり，増殖および炎症関連遺伝子の発現を抑制
する。

synthase 2：PTGS2）の発現を誘導することが知られている。DASは，IL-1β
によって誘導されるCOX-2の発現を抑制することでPGE$_2$の産生を抑制するこ
とが示された[21]。

　また，マウスマクロファージ様細胞RAW264.7においてLPSはIκBのタンパ
ク質を減少させることによってNF-κBを活性化しNO synthase，COX2遺伝
子発現を誘導し，NOとPGE$_2$の産生を増加，さらにTNF-α，IL-1βの遺伝子
発現の誘導と分泌を促進し，炎症作用を惹起する。LPSの受容体はToll-like
receptor 4（TLR4）であり，TLR4のシグナルによってNF-κBが活性化され
ることが知られている。

　DATSはLPSによるIκBのタンパク質の減少を阻害し，NF-κBのDNA結合

を抑制した。NF-κBの不活性化に伴う炎症関連遺伝子の抑制によって抗炎症作用を示すことが明らかになった。また，DATSはLPS誘導性のToll-like receptor 4（TLR4），MyD88の発現も抑制したことから，TLR4シグナルの抑制が抗炎症作用の主要なメカニズムかもしれない（図2-7）[22]。

4．おわりに

　ニンニクの生理作用は数多く報告されているが，すべての生理作用のメカニズムが明らかになっているわけではない。メカニズムを知るうえで遺伝子発現調節からのアプローチは理解しやすい。これまで報告された結果をまとめると，ニンニクの生理作用を示す多くの成分が反応性の高い香気スルフィドであることから，①タンパク質の修飾を介した遺伝子発現への作用メカニズム，②ニンニク成分は生体異物であることから，異物代謝関連受容体のリガンドになって遺伝子発現を調節する作用メカニズム，が考えられる。

　これまでヒトを対象としたニンニク成分の生理作用の研究もなされているが，培養細胞，実験動物で得られた結果と相対的に一致しない部分もあることがわかってきている。これは，ニンニクの形状，投与量，投与期間，結果変数，品質，研究デザインの違いなどさまざまなものが起因していると考えられる。今後，ニンニクの生理作用メカニズムの解明と得られた知見に基づいたさらなる研究の推進が必要であろう。

文　献

1) Kim S., Lee H.-G., Park S.-A. et al.：Keap1 Cysteine 288 as a Potential Target for Diallyl Trisulfide-Induced Nrf2 Activation. PLoS ONE, 2014；9；e85984.
2) Seki T., Hosono T., Hosono-Fukao T. et al.：Anticancer effects of diallyl trisulfide derived from garlic. Asia Pac J Clin Nutr, 2008；17；249-252.
3) Chen C., Pung D., Leong V. et al.：Induction of detoxifying enzymes by garlic organosulfur compounds through transcription factor Nrf2：effect of chemical structure and stress signals. Free Radic Biol Med, 2004；37；1578-1590.

4) Lee H.H., Park S.A., Almazari I. et al. : Piceatannol induces heme oxygenase-1 expression in human mammary epithelial cells through activation of ARE-driven Nrf2 signaling. Arch Biochem Biophys, 2010 ; 501 ; 142-150.
5) Yu R., Chen C., Mo Y.Y. et al. : Activation of mitogen-activated protein kinase pathways induces antioxidant response element-mediated gene expression via a Nrf2-dependent mechanism. J Biol Chem, 2000 ; 27 ; 39907-39913.
6) Zipper L.M. and Mulcahy R.T. : Erk activation is required for Nrf2 nuclear localization during pyrrolidine dithiocarbamate induction of glutamate cysteine ligase modulatory gene expression in Hep G2 cells. Toxicol Sci, 2003 ; 73 ; 124-134.
7) Salazar M., Rojo A.I., Velasco D. et al. : Glycogen synthase kinase-3 beta inhibits the xenobiotic and antioxidant cell response by direct phosphorylation and nuclear exclusion of the transcription factor Nrf2. J Biol Chem, 2006 ; 281 ; 14841-14851.
8) Xu X.H., Li G.L. and Wang B.A. : Diallyl trisufide protects against oxygen glucose deprivation-induced apoptosis by scavenging free radicals via the PI3K/Akt-mediated Nrf2/HO-1 signaling pathway in B35 neural cells. Brain Res, 2015 ; 1614 ; 38-50.
9) Tsai C.Y., Wang C.C., Lai T.Y. et al. : Antioxidant effects of diallyl trisulfide on high glucose-induced apoptosis are mediated by the PI3K/Akt-dependent activation of Nrf2 in cardiomyocytes. Int J Cardiol, 2013 ; 168 ; 1286-1297.
10) Uno S. and Makishima M. : Benzo [a] pyrene toxicity and inflammatory disease. Curr Rheumatol Rev, 2009 ; 5 ; 266-271.
11) Wu C.C., Sheen L.Y., Chen H.W. et al. : Differential effects of garlic oil and its three major organosulfur components on the hepatic detoxification system in rats. J Agric Food Chem, 2002 ; 50 ; 378-383.
12) Davenport D.M. and Wargovich M.J. : Modulation of cytochrome P450 enzymes by organosulfur compounds from garlic. Food Chem Toxicol, 2005 ; 43 ; 1753-1762.
13) Schnekenburger M., Peng L. and Puga A. : HDAC1 bound to the Cyp1a1 promoter blocks histone acetylation associated with Ah receptor-mediated trans-activation. Biochim Biophys Acta, 2007 ; 769 ; 569-578.
14) Druesne N., Pagniez A., Mayeur C. et al. : Diallyl disulfide (DADS) increases

histone acetylation and p21 (waf1/cip1) expression in human colon tumor cell lines. Carcinogenesis, 2004 ; 25 ; 1227-1236.
15) Varma A.K., Ray S.K., Patel S.J. et al. : Multi-targeted DATS prevents tumor progression and promotes apoptosis in ectopic glioblastoma xenografts in SCID mice via HDAC inhibition. J Neurooncol, 2013 ; 114 ; 43-50.
16) Nian H., Delage B., Ho E. et al. : Modulation of histone deacetylase activity by dietary isothiocyanates and allyl sulfides : studies with sulforaphane and garlic organosulfur compounds. Environ Mol Mutagen, 2009 ; 50 ; 213-21.
17) Fisher C.D., Augustine L.M., Maher J.M. et al. : Induction of drug-metabolizing enzymes by garlic and allyl sulfide compounds via activation of constitutive androstane receptor and nuclear factor E2-related factor 2. Drug Metab Dispos, 2007 ; 35 ; 995-1000.
18) Sueyoshi T., Green W.D., Vinal K. et al. : Garlic extract diallyl sulfide (DAS) activates nuclear receptor CAR to induce the Sult1e1 gene in mouse liver. PLoS ONE, 2011 ; e21229.
19) Pan Y., Huang J., Xing R. et al. : Metallothionein 2A inhibits NF-κB pathway activation and predicts clinical outcome segregated with TNM stage in gastric cancer patients following radical resection. J Transl Med, 2013 ; 11 ; 173.
20) Pan Y., Lin S., Xing R. et al. : Epigenetic Upregulation of Metallothionein 2A by Diallyl Trisulfide Enhances Chemosensitivity of Human Gastric Cancer Cells to Docetaxel Through Attenuating NF-κB Activation. Antioxid Redox Signal, 2016 ; 24 ; 839-854.
21) Lee H.S., Lee C.H., Tsai H.C. et al. : Inhibition of cyclooxygenase 2 expression by diallyl sulfide on joint inflammation induced by urate crystal and IL-1beta. Osteoarthritis Cartilage, 2009 ; 17 ; 91-99.
22) Lee H.H., Han M.H., Hwang H.J. et al. : Diallyl trisulfide exerts anti-inflammatory effects in lipopolysaccharide-stimulated RAW 264.7 macrophages by suppressing the Toll-like receptor 4/nuclear factor-κB pathway. Int J Mol Med, 2015 ; 35 ; 487-495.

第3章 Nrf2・ARE経路の食品成分による活性化

菅原達也*

1. はじめに

　酸素は，生体におけるエネルギー生産に極めて重要な役割を担っている。しかしながら代謝の過程において，その一部から反応性の高い活性酸素種（reactive oxygen species：ROS）が生じ，酸化反応を引き起こして生体障害性を示すことが知られている。さらにROSは紫外線，喫煙，ストレスなどさまざまな外的要因によっても生じる。通常の状態では，生体内に存在する抗酸化酵素や抗酸化物質の働きによって，ROSは効率的に消去されている。つまり，酸化還元反応（レドックス）のバランスが調節され，細胞内酸化還元状態を一定に維持することで，生体は酸化障害から防御されている。しかしながら，酸化-抗酸化因子のバランスが破綻して酸化に傾いた状態，いわゆる酸化ストレスが生じると，それがさまざまな疾患の発症や悪化の一因となると考えられている[1-3]。したがって，生体内が備えている酸化ストレスに対して，防御機構を適切に維持することが重要である。そのための代表的な抗酸化物質として，ビタミンCやE，ポリフェノール類，カロテノイド類などが知られており，その経口摂取による有効性も期待されている。一方で，生体内抗酸化システムのひとつとして，さまざまな抗酸化酵素関連遺伝子群の発現制御を担うNF-E2 related factor 2-antioxidant response element（Nrf2・ARE）経路が注目されており，その適切な活性化は疾病予防や抗老化につながることが期待される[4,5]。本章では，このNrf2・ARE経路のメカニズムとその活性化を促す食品

＊京都大学大学院農学研究科

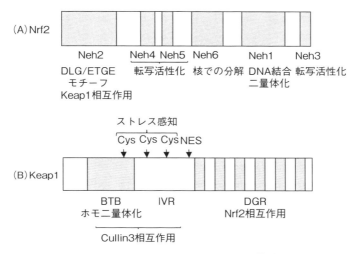

図3-1 Nrf2とKeap1のドメイン構造
Neh：Nrf2-ECH homology, NES：nuclear export signal, BTB：broad complex, tramtrack, and bric-a-brac, IVR：intervening region, DGR：double glycine repeat.

成分について解説する。

2．Nrf2・ARE経路について

(1) Nrf2・ARE経路の概要

　Nrf2は，塩基性領域/ロイシンジッパー構造（b-Zip構造）を持つ転写因子であり，ヒトとニワトリの間で高度に保存された領域として命名されたNeh1-6ドメイン（Nrf2-ECH homology 1-6）を持つ（図3-1A）[6]。Neh1には，二量体形成に必要なロイシンジッパー領域とDNA結合に必要な塩基性領域が存在する。N末端に存在するNeh2は機能制御ドメインであり，種間での保存性が非常に高い。このドメインにはKelch-like ECH-associated protein 1（Keap1）と呼ばれるNrf2の活性化を調節する因子と結合する領域が存在する。また，Neh4およびNeh5は転写活性化ドメインである。核内に移行したNrf2は抗酸化

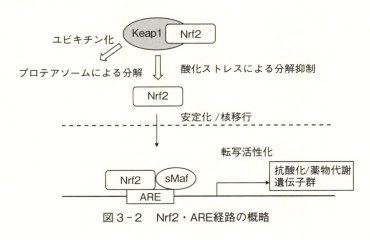

図3-2　Nrf2・ARE経路の概略

応答配列（antioxidant response element：ARE）を介して，遺伝子発現を制御することが明らかにされている[7]。ARE配列はカタラーゼ，グルタチオンペルオキシダーゼ，ヘモキシゲナーゼなどの抗酸化酵素やNAD(P)Hキノンオキシドレダクターゼ〔NAD(P)H quinone oxidoreductase-1：NQO1〕やグルタチオン-S-トランスフェラーゼ（glutathione-S-transferase：GST）などの第Ⅱ相薬物代謝酵素遺伝子の上流に存在する。ストレスを受けていない通常の状態では，Nrf2はKeap1と複合体を形成しており，プロテアソームによって迅速に分解される。酸化ストレスを受けると，Nrf2分解が抑制されて安定化し，核内に移行したNrf2がARE配列と結合して活性化することで，これらの遺伝子発現が誘導される（図3-2）。

（2）Nrf2・ARE経路の活性化機構

Keap1は，Nrf2の活性化を担っているセンサー因子である。Keap1のBTBドメインはホモ二量体形成を担っている（図3-1B）。Nrf2のNeh2ドメインにはKeap1と結合する配列が2か所あり，1分子のNrf2に対してKeap1ホモ二量体が結合する（図3-1A）。通常状態ではBTBおよびIVRドメインで，ユビキチンリガーゼ複合体の足場となるCullin3タンパク質と結合しているため，ユビ

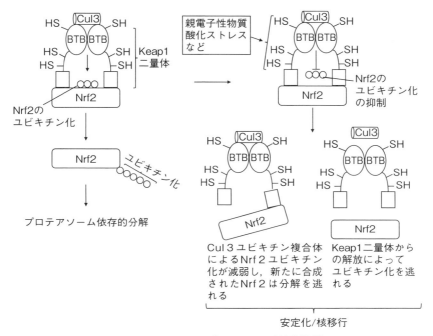

図3-3　Keap1を介したNrf2活性化機構
　Nrf2はKeap1と結合し，Cullin3ユビキチン複合体によってユビキチン化される。親電子性物質や酸化ストレスなどの刺激を受けるとCys151，Cys273，Cys288をはじめとするKeap1のシステインが酸化修飾を受け，Cullin3ユビキチン複合体によるNrf2ユビキチン化が減弱する。その結果，新たに合成されたNrf2は分解を逃れて核内へ移行し，抗酸化および解毒代謝遺伝子群の発現が増強される。Cul3：Cullin3．

キチン化され，プロテアソームに運ばれ分解される[8]。

　Nrf2の活性化シグナル（親電子性物質や酸化ストレスなど）は，Keap1によるNrf2抑制作用を阻害することによって，Nrf2の安定化を誘導する。Keap1のBTBおよびIVRの両ドメインに存在するシステイン残基（Cys151，Cys273，Cys288）が，細胞内の酸化ストレスや親電子性物質を感知すると，Nrf2はKeap1と解離するためプロテアソームによる分解から逃れて安定化し，核内へ移行する。また，Keap1によるNrf2分解が減弱すると，Keap1とNrf2の解離が起きずにKeap1のNrf2結合部位が飽和し，新規合成されたタンパク質が核に移

行することも示されている（図3-3）。Nrf2とKeap1の解離なしに，Nrf2の分解が抑制される分子機構は，「hinge and latch（蝶番と閂）モデル」とよばれ，酸化ストレスや親電子物質によるKeap1のわずかなコンフォメーション変化によって，ユビキチン化の基質となるNrf2リシン残基の空間的配置が乱れ，ユビキチン化が阻害される[5]。安定化し核内へ移行したNrf2は，sMaf因子と二量体を形成して，ARE配列に結合することで標的遺伝子の転写を促進する（図3-2）[9]。

また，Keap1がかかわらないNrf2経路の活性化も知られている[10]。神経細胞などにおいては，PI3K・Akt経路の活性化が関与することも示されている。PI3K・Akt経路の活性化は，Nrf2のネガティブレギュレーターであるGSK3βをリン酸化するため，Nrf2のリン酸化が抑制されることで，Nrf2の核外移行促進や直接的な分解が抑制され，Nrf2の核内移行が促進する。また，MAPキナーゼもNrf2の活性化に関与し，ERK1/2経路の活性化によってNrf2の活性化が引き起こされる。

（3）制御される抗酸化機構

Nrf2・ARE経路によって発現制御を受けている代表的な遺伝子として，抗酸化酵素関連遺伝子群や薬物代謝酵素群があげられる（表3-1）。以下に代表的なものを概説する。

① グルタチオン-S-トランスフェラーゼ（GST）：生物体に広く存在する抱合酵素であり，生体内で生合成や薬物の代謝分解において重要な役割を演じている。脂溶性ニトロ，ハロゲン化合物，α，β-不飽和カルボニル化合物などをグルタチオン抱合化する。

② NAD（P）Hキノンオキシドレダクターゼ（NQO1）：還元型ピリジンヌクレオチドを電子供与体として，ベンゾキノン類やナフトキノン類を二電子還元し，それぞれのキノールに還元する。

③ グルタチオン合成酵素：γ-L-グルタミル-L-システインとグリシンをグルタチオンへと合成する反応を触媒する。生じたグルタチオンは電子供与

表3-1 Nrf2・ARE経路によって発現制御を受けるタンパク質

機能分類	タンパク質名
抗酸化	ビリベルジンレダクターゼB シスチントランスポーター フェリチン，H鎖およびL鎖 グルタミン酸システインリガーゼ，触媒サブユニット（GCLC）および修飾子サブユニット（GCLM） γ-グルタミルトランスペプチダーゼ（γ-GTP） グルタチオンペルオキシダーゼ2および3 グルタチオンレダクターゼ1 ペルオキシレドキシン1と6 スルフィレドキシン1 スーパーオキシドジスムターゼ3 チオレドキシン チオレドキシンレダクターゼ1および3
細胞保護	ヘモキシゲナーゼ-1 メタロチオネイン
第Ⅰ相薬物代謝	アルコールデヒドロゲナーゼ7 アルデヒドデヒドロゲナーゼ3A1 アルドケトレダクターゼ1B，1Cおよび7Aファミリー カルボキシレダクターゼ1および3 カルボキシエステラーゼ チトクロームP450(Cyp)2A4，2A12，4A10，4A14，2B9，2B13および2C39 フラビン含有モノオキシゲナーゼ3 ロイコトリエンB_4 12-ヒドロキシデヒドロゲナーゼ ミクロソームエポキシドヒドロラーゼ NAD(P)H：キノンオキシドレダクターゼ1［6，10，14］
第Ⅱ相薬物代謝	グルタチオン-S-トランスフェラーゼ（GST），$α$，$μ$，$π$および$τ$サブユニット ミクロソームグルタチオン-S-トランスフェラーゼ（MGST）2および3 スルフォトランスフェラーゼ3Aファミリー UDP-グルクロン酸トランスフェラーゼ
輸送	多剤耐性関連タンパク質（MRP）2，3，4，5，および12
成長因子	線維芽細胞増殖因子（FGF）13 ヘパリン結合性上皮成長因子様成長因子（HB-EGF） 肝細胞増殖因子（HGF） ニューレグリン1 血小板由来増殖因子（PDGF）B トランスフォーミング増殖因子（TGF）$α$，$β1$および$β2$
転写因子	MafF MafG Nrf2 PPAR$δ$

体として作用し，自らのチオール基を用いて過酸化物や活性酸素種を還元して消去する抗酸化物質である．自身が酸化されるとジスルフィド結合を生じて二量体を形成する（酸化型グルタチオン）．

④　ヘムオキシゲナーゼ1（heme oxygenase-1：HO-1）：ヘムのポルフィリン環を開裂し，ビリベルジンと一酸化炭素，遊離鉄へと分解する．生じたビリベルジンはビリルビンへと還元され，抗酸化物質としての役割を担う．

⑤　チオレドキシンレダクターゼ1（thioredoxin reductase 1：TXNRD1）：還元型NADPによるチオレドキシンの還元を触媒する．酸化型チオレドキシンのシスチン残基を還元して一対のシステイン残基とする．チオレドキシンは生体内で多彩な生物活性を有し，過酸化水素やヒドロキシラジカルなどを消去するラジカルスカベンジャーとしての活性を有する[11,12]．

上記以外にも，抗炎症性遺伝子群，ユビキチン・プロテアソーム系に関与する遺伝子，ヘム・鉄代謝遺伝子，薬物トランスポーター遺伝子などが統一的に誘導され，ストレスに対する恒常性維持機構として働いている[13,14]．

3．食品成分によるNrf2・ARE経路の活性化

Nrf2・ARE経路の活性化は，がん，認知症などの神経障害，循環器疾患，皮膚の光老化などに対して予防的に働くことが報告されている[15]．したがって，食品成分によるNrf2・ARE経路の活性化は，機能面のみならず安全性の面から考えても，その有効性が期待される．これまでにポリフェノールやイソチオシアネートなどさまざまな食品成分がNrf2・ARE経路を活性化し，生体内抗酸化活性や薬物代謝を高めることが報告されている[15-19]．

(1) クルクミン（図3-4 A）

黄色色素であるクルクミンは，ターメリック（和名ウコン）の根茎などに含まれているフェノール化合物である．それ自体に強い抗酸化能があり，殺菌・抗菌作用や動脈硬化予防作用，発がん抑制作用などが報告されている[20]．クル

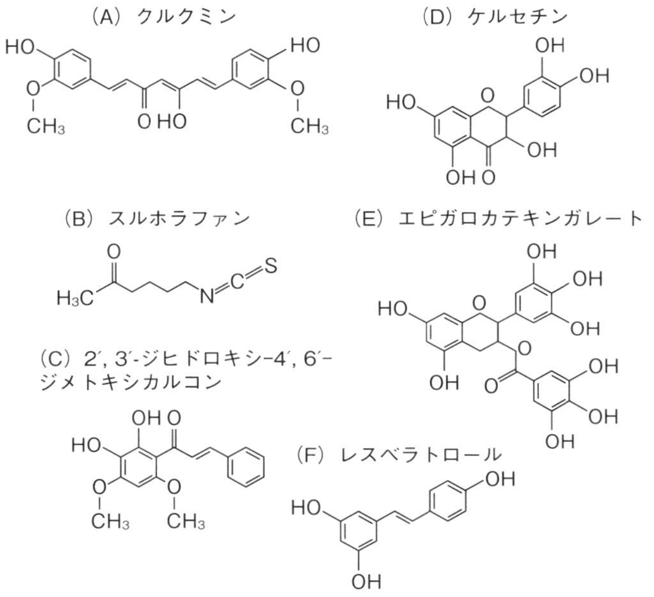

(A) クルクミン　　　　　　　　(D) ケルセチン

(B) スルホラファン　　　　　　(E) エピガロカテキンガレート

(C) 2′,3′-ジヒドロキシ-4′,6′-
ジメトキシカルコン

(F) レスベラトロール

図3-4　Nrf2・ARE経路を活性化させる食品成分

クミンはHO-1やその他の第Ⅱ相薬物代謝関連タンパク質の発現を強力に誘導することが報告されている[20,21]。求電子性のα・β-不飽和カルボニルを分子内に有するため，Keap1に存在するシステインのSH基に作用することで，Nrf2をKeap1から解離させて活性化する[22]。また，PI3K・Akt経路の活性化やp38 MAPK経路の活性化によるNrf2の活性化も示されている[23,24]。

(2) スルホラファン（図3-4B）

イソチオシアネートの一種でアブラナ科のなかでもブロッコリー，特にスプラウトに多く含まれる。通常，植物内では配糖体で存在する。がん予防の研究において，さまざまな植物成分を調査した結果，スルホラファンに強力ながん予防効果があることが見いだされている。スルホラファンは，体内に取り込まれた発がん物質を無毒化し，体外に排出する解毒酵素（第Ⅱ相薬物代謝酵素）の生成を活性化する働きがある[25]。スルホラファンはKeap1のSH基，特に

Cys151に直接作用することが，マススペクトロメトリー解析によって明らかにされている[26]。MAPK経路の活性化を介したNrf2活性も示されている[25]。また，ワサビなどに含まれる類縁体（6-HITC, 6-メチルスルフィニルヘキシルイソチオシアネート）にも同様の効果が報告されている[27]。

(3) 2′, 3′-ジヒドロキシ-4′, 6′-ジメトキシカルコン（図3-4C）

果汁と野菜のジエチルエーテル抽出物を用いたNrf2・ARE経路を活性化する成分のスクリーニングから，青じそ抽出物に強力な活性が見いだされ，活性成分として，2′, 3′-ジヒドロキシ-4′, 6′-ジメトキシカルコン（DDC）が同定された[28]。DDCは熱帯に生息するバンレイン科の植物（*Uvaria dulcis* Dunal）の葉から発見されたカルコン関連化合物であり[29]，抗炎症作用や抗酸化作用などの報告がある[30]。これまでに神経細胞において，酸化ストレスに対する細胞保護作用が見いだされている[28]。

(4) ケルセチン（図3-4D）

ケルセチンは野菜や果物に含まれる代表的なポリフェノールであり，特にタマネギ，リンゴ，ブロッコリー，赤ワインなどに多く含まれる。ケルセチンはNrf2遺伝子およびタンパク質発現を高め，Keap1タンパク質を減少させることで，Nrf2タンパク質を安定化させる[31]。また，ケルセチンはp38MAPKおよびERK経路の活性化により，Nrf2・ARE経路を活性化することも報告されている[32]。

(5) エピガロカテキンガレート（図3-4E）

緑茶に多く含まれるポリフェノールであるエピガロカテキンガレート（epigallocatechin gallate：EGCG）は，強力な抗酸化作用を有する。DNAマイクロアレイ解析の結果から，肝臓のNrf2依存性遺伝子671個がEGCGによって変動したことが確認され[33]，EGCGのNrf2・ARE経路活性化作用も示されている。その作用メカニズムにはERKやPI3K・Akt経路の活性化によるNrf2活性化が

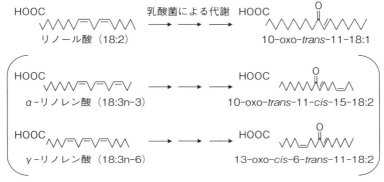

図3-5　Nrf2・ARE経路を活性化させる乳酸菌脂肪酸代謝物

かかわることが報告されている[34]。

(6) レスベラトロール（図3-4F）

近年，機能性が注目されているブドウに含まれるレスベラトロールは，Nrf2経路を介して，グルタチオン合成を促進することが報告されている[35]。また，ラットにおいて，Nrf2経路の活性化による17β-エストラジオール誘導性肺がんの抑制作用も見いだされている[36]。

(7) 乳酸菌脂肪酸代謝物（図3-5）

腸内細菌がヒトの健康に与える影響への関心が近年急速に高まってきている。乳酸菌は，プロバイオティクスとしてさまざまな機能が報告されている腸内細菌の一種であるが，不飽和脂肪酸の飽和化代謝が新たに見いだされている[37]。その過程で，リノール酸やα-リノレン酸などの不飽和脂肪酸から，さまざまな水酸化脂肪酸やオキソ脂肪酸が生成することが確認されており，これらの一部はマウスの体内や発酵食品中からも検出されている。これらの乳酸菌脂肪酸代謝物を用いたスクリーニングから，α，β-不飽和カルボニル構造を持つリノール酸代謝物（10-oxo-trans-11-オクタデセン酸）にNrf2・ARE経路の強い活性化作用と抗酸化遺伝子発現の増強作用が見いだされている[38]。同様に

α,β-不飽和カルボニル構造を有するα-リノレン酸やγ-リノレン酸由来の乳酸菌代謝物も，同様の活性を示すため，α,β-不飽和カルボニル構造が活性部位と推定される。その作用機構として，Keap1のSH基に脂肪酸が作用し，Nrf2が解離して安定化するものと考えられる。実験動物レベルでは経口投与による抗酸化遺伝子の発現上昇も確認されている。

4．おわりに

 生体を酸化ストレスから防御するための方策として，ビタミンCやE，カロテノイド，ポリフェノールといった抗酸化物質を積極的に体内へ取り入れることが有効と考えられており，さまざまな研究がなされている。その一方で，Nrf2・ARE経路の適切な活性化は，生体内の抗酸化関連タンパク質の発現を上昇させることで，生体自身の抗酸化能を高めることができる。食品成分によるNrf2・ARE経路の活性化によって，酸化ストレスが引き起こす疾病に対する抵抗力を高めることが期待される。

文 献

1) Diaz M.N., Frei B., Vita J.A. et al.：Antioxidants and atherosclerotic heart disease. N Engl J Med, 1997；337；408-416.
2) Giasson B.I., Ischiropoulos H., Lee V.M. et al.：The relationship between oxidative/nitrative stress and pathological inclusions in Alzheimer's and Parkinson's diseases. Free Radic Biol Med, 2002；32；1264-1275.
3) Klaunig J.E. and Kamendulis L.M.：The role of oxidative stress in carcinogenesis. Annu Rev Pharmacol Toxicol, 2004；44；239-267.
4) Motohashi H. and Yamamoto M.：Nrf2-Keap1 defines a physiologically important stress response mechanism. Trends Mol Med, 2004；10；549-557.
5) 伊東　健：Nrf2酸化ストレス応答系による病態制御．生化学, 2009；81；447-455.
6) Itoh K., Wakabayashi N., Katoh Y. et al.：Keap1 represses nuclear activation of antioxidant responsive elements by Nrf2 through binding to the amino-

terminal Neh2 domain. Genes Dev.1999 ; 13 ; 76-86.
7) Itoh K., Chiba T., Takahashi S. et al. : An Nrf2/small Maf heterodimer mediates the induction of phase II detoxifying enzyme genes through antioxidant response elements. Biochem Biophys Res Commun, 1997 ; 236 ; 313-322.
8) Kobayashi A., Kang M.I., Okawa H. et al. : Oxidative stress sensor Keap1 functions as an adaptor for Cul3-based E3 ligase to regulate proteasomal degradation of Nrf2. Mol Cell Biol, 2004 ; 24 ; 7130-7139.
9) Zhang D.D. and Hannink M. : Distinct cysteine residues in Keap1 are required for Keap1-dependent ubiquitination of Nrf2 and for stabilization of Nrf2 by chemopreventive agents and oxidative stress. Mol Cell Biol, 2003 ; 23 ; 8137-8151.
10) Buendia I., Michalska P. and Navarro E. : Nrf2-ARE pathway : An emerging target against oxidative stress and neuroinflammation in neurodegenerative diseases. Pharmacol Ther, 2016 ; 157 ; 84-104.
11) Das K. C. and Das C. K. : Thioredoxin, a singlet oxygen quencher and hydroxyl radical scavenger : redox independent functions. Biochem Biophys Res Commun, 2000 ; 277 ; 443-447.
12) Penney R. B. and Roy D. : Thioredoxin-mediated redox regulation of resistance to endocrine therapy in breast cancer. Biochim Biophys Acta, 2013 ; 1836 ; 60-79.
13) Hayes J. D. and McMahon M. : NRF2 and KEAP1 mutations : permanent activation of an adaptive response in cancer. Trends Biochem Sci, 2009 ; 34 ; 176-188.
14) Tebay L. E., Robertson H. and Durant S. T. : Mechanisms of activation of the transcription factor Nrf2 by redox stressors, nutrient cues, and energy status and the pathways through which it attenuates degenerative disease. Free Radic Biol Med, 2015 ; 88 ; 108-146.
15) Huang Y., Li W., Su Z. et al. : The complexity of the Nrf2 pathway : beyond the antioxidant response. J Nutr Biochem, 2015 ; 26 ; 1401-1413.
16) Chen C. and Kong A. N. : Dietary chemopreventive compounds and ARE/EpRE signaling. Free Radic Biol Med, 2004 ; 36 ; 1505-1516.
17) Eggler A. L., Gay K. A. and Mesecar A. D. : Molecular mechanisms of natural products in chemoprevention : Induction of cytoprotective enzymes by Nrf2.

Mol Nutr Food Res, 2008 ; 52 ; S84-S94.
18) Scapagnini G., Vasto S., Abraham N. G. et al. : Modulation of Nrf2/ARE pathway by food polyphenols : a nutritional neuroprotective strategy for cognitive and neurodegenerative disorders. Mol Neurobiol, 2011 ; 44 ; 192-201.
19) Qin S. and Hou D. : Multiple regulations of Keap1/Nrf2 system by dietary phytochemicals. Mol Nutr Food Res, 2016 ; 60 ; 1731-1755.
20) Trujillo J., Chirino Y. I., Molina-Jijon E. et al. : Renoprotective effect of the antioxidant curcumin : recent findings. Redox Biol, 2013 ; 1 ; 448-456.
21) Balogun E., Foresti R., Green C.J. et al. : Changes in temperature modulate heme oxygenase-1 induction by curcumin in renal epithelial cells. Biochem Biophys Res Commun, 2003 ; 308 ; 950-955.
22) Balogun E., Hoque M., Gong P. et al. : Curcumin activates the haem oxygenase-1 gene via regulation of Nrf2 and the antioxidant responsive element. Biochem J, 2003 ; 371 ; 887-895.
23) Wu J., Li Q., Wang X. et al. : Neuroprotection by curcumin in ischemic brain injury involves the Akt/Nrf2 pathway. PLoS ONE, 2013 ; 8 ; e59843.
24) Kang E. S., Woo I. S., Kim H. J. et al. : Upregulation of aldose reductase expression mediated by phosphatidylinositol 3-kinase/Akt and Nrf2 is involved in the protective effect of curcumin against oxidative damage. Free Radic Biol Med, 2007 ; 43 ; 535-545.
25) Juge N., Mithen R. F. and Traka M. : Molecular basis for chemoprevention by sulforaphane : a comprehensive review. Cell Mol Life Sci, 2007 ; 64 ; 1105-1127.
26) Hu C., Eggler A.L., Mesecar A.D. et al. : Modification of keap1 cysteine residues by sulforaphane. Chem Res Toxicol, 2011 ; 24 ; 515-521.
27) Morimitsu Y., Nakagawa Y., Hayashi K. et al. : A sulforaphane analogue that potently activates the Nrf2-dependent detoxification pathway. J Biol Chem, 2002 ; 277 ; 3456-3463.
28) Izumi Y., Matsumura A., Wakita S. et al. : Isolation, identification, and biological evaluation of Nrf2-ARE activator from the leaves of green perilla (Perilla frutescens var. crispa f. viridis). Free Radic Biol Med, 2012 ; 53 ; 669-679.
29) Chantrapromma K., Rat-A-pa Y., Karalai C. et al. : A chalcone and a dihydrochalcone from Uvaria dulcis. Phytochemistry, 2000 ; 53 ; 511-513.

30) Yadav V. R., Prasad S., Sung B. et al.：The role of chalcones in suppression of NF-κB-mediated inflammation and cancer. Int Immunopharmacol, 2011；11；295-309.
31) Tanigawa S., Fujii M. and Hou D. X.：Action of Nrf2 and Keap1 in ARE-mediated NQO1 expression by quercetin. Free Radic Biol Med, 2007；42；1690-1703.
32) Yao P., Nussler A., Liu L. et al.：Quercetin protects human hepatocytes from ethanol-derived oxidative stress by inducing heme oxygenase-1 via the MAPK/Nrf2 pathways. J Hepatol, 2007；47；253-261.
33) Shen G., Xu C., Hu R. et al.：Comparison of (-)-epigallocatechin-3-gallate elicited liver and small intestine gene expression profiles between C57BL/6J mice and C57BL/6J/Nrf2 (-/-) mice. Pharm Res, 2005；22；1805-1820.
34) Na H. K., Kim E. H., Jung J. H. et al.：(-)-Epigallocatechin gallate induces Nrf2-mediated antioxidant enzyme expression via activation of PI3K and ERK in human mammary epithelial cells. Arch Biochem Biophys, 2008；476；171-177.
35) Kode A., Rajendrasozhan S., Caito S. et al.：Resveratrol induces glutathione synthesis by activation of Nrf2 and protects against cigarette smoke-mediated oxidative stress in human lung epithelial cells. Am J Physiol Lung Cell Mol Physiol, 2008；294；L478-L488.
36) Singh B., Shoulson R., Chatterjee A. et al.：Resveratrol inhibits estrogen-induced breast carcinogenesis through induction of NRF2-mediated protective pathways. Carcinogenesis, 2014；35；1872-1880.
37) Kishino S., Takeuchi M., Park S.B. et al.：Polyunsaturated fatty acid saturation by gut lactic acid bacteria affecting host lipid composition. Proc Natl Acad Sci USA, 2013；110；17808-17813.
38) Furumoto H., Nanthirudjanar T., Kume T. et al.：10-Oxo-*trans*-11-octadecenoic acid generated from linoleic acid by a gut lactic acid bacterium Lactobacillus plantarum is cytoprotective against oxidative stress. Toxicol Appl Pharmacol, 2016；296；1-9.

第4章 食品成分による転写因子を介した腸管上皮解毒排出系の制御

薩　秀夫*

1. はじめに

　腸管は体内の器官でありながら，食物や微生物，食品中に混入する化学物質など外来異物に曝露されるという特殊な環境下にあり，「内なる外」とも呼ばれる。なかでも，腸管の最前線に位置する腸管上皮細胞はさまざまな機能を有しており，食品栄養素の消化・吸収，食品成分を感知してサイトカインなど液性因子を分泌するシグナル伝達・変換機能に加えて，外来異物の侵入を防ぐバリアー機能が重要な機能のひとつとして知られている。したがって，腸管上皮細胞は生体防御の最前線と位置づけることができるが[1]，そのバリアー機能は物理学的バリアーと生物学的バリアーに大別される。物理学的バリアーは，腸管上皮細胞がタイトジャンクションと呼ばれる構造によって細胞同士が密に結合し，1枚の層を形成することで外来異物の侵入を物理的に阻止する。一方，生物学的バリアーはさらに2つに分けられ，そのひとつは腸管免疫系と呼ばれるものである。すなわち，腸管上皮に接触あるいは侵入してきた病原性細菌などの異物に反応してIL-8，IL-6，IL-1β，TNF-αなどの炎症性サイトカインを分泌し，好中球やマクロファージを誘引することで炎症反応により異物を排除する，といった免疫系を介したバリアー機能である。そしてもうひとつは，解毒排出系または薬物代謝系と呼ばれるもので，腸管上皮細胞内に侵入した環境汚染物質など脂溶性の高い生体異物を酸化・還元・加水分解（第I相）し，さらに抱合化（第II相）した後，異物排出トランスポーターによって細胞外に

---

*前橋工科大学工学部生物工学科

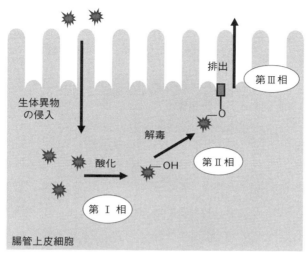

図4-1　腸管上皮細胞における解毒代謝系

排出（第Ⅲ相）する，といった一連の解毒・排出システムによるバリアー機能であり，このバリアー系にかかわる酵素は解毒代謝（薬物代謝）酵素と総称される（図4-1）[2]。

　解毒代謝酵素は，もともと生体内の内因性物質（ステロイド，脂肪酸，胆汁酸など）の合成あるいは分解反応を触媒していたものであると考えられているが，一方で腸管などの消化管や肝臓で多く発現していることが確認されており，経口的に体内に侵入してきた生体異物の解毒および体外への排出という役割も担っている[3]。第Ⅰ相酵素は主にチトクロームP450（cytochrome P450：CYP）スーパーファミリーで構成されており，肝臓や消化管において発現が多くみられる。CYPはステロイドやコレステロールなどの生体内物質から薬物，発がん性物質まで幅広い化合物を基質とし，これらはCYPによる酸化反応を受ける[4]。しかし，第Ⅰ相酵素によって酸化反応などを受け活性化した脂溶性生体異物のなかにはDNAや細胞内のタンパク質と結合して毒性を及ぼすものがある。そこで第Ⅱ相酵素は，第Ⅰ相酵素によって生じた反応物をグルタチオン（glutathione：GSH）やグルクロン酸などを付加して親水性の形に変換する

ことで無毒化し，胆汁や尿中への異物の排出を促す。このため，第Ⅱ相酵素は生体異物の解毒にかかわっているとされる[5]。最後に，第Ⅲ相酵素としてATP依存性異物排出トランスポーター（ATP-binding cassette transporter）と呼ばれる膜輸送システムにより，第Ⅱ相酵素によって生じた代謝物あるいは反応を受けていない異物は細胞外へ排出される。これまでの研究により，第Ⅰ相，第Ⅱ相，第Ⅲ相の解毒代謝酵素の誘導物質には共通な転写因子の関与が知られている[4]。すなわち解毒代謝酵素の発現は，主にリガンド結合依存的な転写因子であるaryl hydrocarbon receptor（AhR）と核内受容体ファミリー〔pregnane X receptor（PXR），constitutive androstane receptor（CAR）など〕によって制御されており，解毒代謝酵素の発現制御にかかわるこれらの転写因子は総じて「薬物受容体」と呼ばれている。リガンドが薬物受容体に結合すると，薬物受容体は核内に移行し，標的となる薬物代謝酵素遺伝子のプロモーター領域にある薬物受容体の応答配列のヒストンに結合する。するとヒストンアセチルトランスフェラーゼ（histone acetyl transferase：HAT）がリクルートされ，それまでアセチル化され転写能を持たなかったヘテロクロマチンの構造が変化し，ユーロクロマチンになる。その結果，RNAポリメラーゼⅡがプロモーター領域に結合できるようになり，薬物代謝酵素のmRNAの転写が開始される。また薬物受容体に加えて，解毒代謝酵素の発現を制御する転写因子としてNF-E2 related factor 2（Nrf2）も広く知られている[6]。表4-1に主な転写因子と応答配列およびその標的遺伝子の関係を示す[2]。

　以上のような背景のもと，本章では，腸管上皮モデル細胞を用いてさまざまな食品成分が転写因子を介して解毒代謝酵素の発現を制御・調節することを報告した著者らの研究例を紹介することとする。

2．フラボノイドによるUGT1A1の発現制御

　上述のとおり，解毒代謝酵素のなかで第Ⅱ相酵素は脂溶性の生体異物をグルクロン酸，硫酸などを付加して親水性の形に変換し，無毒化する。そこでまず

表4-1 解毒代謝酵素を制御する主要な転写因子,応答配列と標的遺伝子[2]

転写因子	応答配列	標的遺伝子		
		第Ⅰ相	第Ⅱ相	第Ⅲ相
AhR	XRE	CYP1A1 CYP1A2 CYP1B1	UGT1A1 UGT1A6	BCRP
PXR	DR-3, DR-4, DR-5, ER-6, ER-8	CYP2B6 CYP2C9 CYP3A4	UGT1A1 UGT1A3 UGT1A4 SULT2A1	MDR1 MRP2
CAR	DR-3, DR-4, DR-5, SR-6, ER-6	CYP2B6 CYP2C9	UGT1A1	MRP2
Nrf2	ARE		GST NQO1 HO-1 UGT1A1	MRP2

 第Ⅱ相としてUDP-グルクロン酸転移酵素（UDP-glucuronosyltransferase：UGT）に着目した。グルクロン酸抱合を触媒するUGTは遺伝子スーパーファミリーを形成しており，現在のところヒトにおいては24種類がクローニングされている[3]。UGTは補基質であるUDP-グルクロン酸から基質にグルクロン酸を転移することで基質を抱合化する。本研究で解析することとしたUGT1A1は，生体内でビリルビンの抱合化を行うほか，抗がん剤塩酸イリノテカンの副作用の発現に関与していることも知られている[2]。UGT1A1は，体内に取り込まれ第Ⅰ相解毒代謝酵素による代謝を受けたさまざまな有毒性の脂溶性化合物をグルクロン酸によって抱合し，水溶性に変換して解毒することで発がん物質などの無毒化に寄与する。したがって，UGT1A1を制御（亢進）する食品成分を探索することは，生体の解毒・排出能を高めるうえで非常に有益と考えられる。そこで腸管上皮細胞のモデルとしてLS180細胞を用い，フラボノイドを中心としたフィトケミカル類がUGT1A1発現に及ぼす影響およびその制御メカニズムを解析することとした。

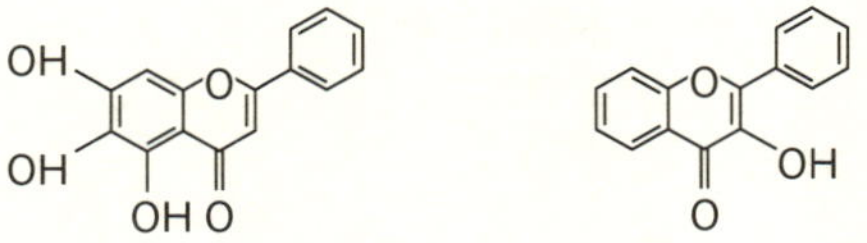

バイカレイン　　　3-ヒドロキシフラボン

図4-2　バイカレインおよび3-ヒドロキシフラボンの化学構造式

　フラボノイド類を含む培地でLS180細胞をインキュベートした後，リアルタイムPCR法によってmRNAの発現量レベルでUGT1A1のmRNA発現を亢進するフィトケミカルのスクリーニングを行った。その結果，フラボノイドであるバイカレイン（baicalein）および3-ヒドロキシフラボン（3-hydroxyflavone）にUGT1A1のmRNA発現を亢進する作用があることが見いだされた（図4-2）[7]。次に，スクリーニングで見いだしたフラボノイドがUGT1A1のmRNAレベルに与える濃度依存的・処理時間依存的な変化を解析した結果，いずれも添加した濃度依存的・時間依存的にUGT1A1のmRNAレベルでの亢進が確認された。さらに，フラボノイドは別のヒト腸管上皮モデル細胞であるCaco-2細胞およびヒト肝臓がん由来HepG2細胞においてもUGT1A1のmRNA発現量を有意に亢進した。次に，ウエスタンブロット法によりこれらのフラボノイドがUGT1A1のタンパク質発現に及ぼす影響を解析したところ，いずれもUGT1Aのタンパク質発現を亢進した。さらにUGT1A1の酵素活性に与える影響を調べたところ，バイカレイン，3-ヒドロキシフラボンにはUGT1A1酵素活性の有意な亢進が認められ，タンパク質，酵素活性レベルでもUGT1A1を亢進することが示された。

　そこで，UGT1A1mRNAの発現亢進の作用機序を解明するため，ヒトUGT1A1プロモーターを単離し，ルシフェラーゼ遺伝子上流に組み込んで，レポーターベクターを構築した。これを用いてフラボノイドがUGT1A1のプロモーター活性に及ぼす影響をレポーターアッセイによって解析したところ，バイカレインと3-ヒドロキシフラボンともにUGT1A1のプロモーター活性を亢進した。また，薬物受容体であるPXR，CAR，AhRの発現ベクターをそれぞ

れ構築し，共発現した際の応答性を検討したところ，バイカレインはPXRとAhR共発現下で，3-ヒドロキシフラボンはPXR共発現下でプロモーター活性がさらに亢進し，これよりバイカレインはPXRとAhRを介して，3-ヒドロキシフラボンはPXRを介してUGT1A1の転写活性を亢進していることが示唆された。また，免疫染色法やウエスタンブロット法によりこれらのフラボノイドによる薬物受容体の核内移行の有無を解析し，PXRやAhRがそれぞれ核内へ移行することが認められた。さらに，フラボノイドと薬物受容体の相互作用を水晶振動子マイクロバランス法（QCM）によって解析した結果，バイカレインはAhRと，3-ヒドロキシフラボンはPXRと相互作用し，直接リガンドとして作用していることが示唆された[7]。

これらの結果より，バイカレインや3-ヒドロキシフラボンといったフラボノイドは腸管上皮においてUGT1A1の発現をPXRやAhRといった薬物受容体の活性化を介して転写レベルで制御することが示唆された。

3．アミノ酸によるNQO1の発現制御

次に，UGT1A1と同じく第Ⅱ相解毒代謝酵素であるNAD(P)H：キノンオキシドレダクターゼ1（quinone oxidoreductase 1：NQO1）に注目した。NQO1は細胞質に局在するフラビンタンパク質がホモ二量体を形成した酵素であり，ヒトやマウス，ラットなどの数多くの生物が有している[8-10]。ヒトの組織においては主に上皮細胞や内皮細胞でみられ，肺や結腸で高い発現がみられる[11]。一方，ラットやマウスについては肝臓において高い発現がみられる[9]。

一方，キノン類は都市の大気中の微粒子やタバコの煙などにみられる物質であり，また食品中にも含まれている。摂取されたキノン類は，1電子還元されると最終的に生体に害を及ぼす活性酸素種を生じさせることになるが，第Ⅱ相解毒代謝酵素であるNQO1はキノン類を2電子還元し，他の解毒代謝酵素によって抱合・排出されやすい形であるヒドロキノンに変換することによって，生体を防御する働きがある[12]。NQO1はポリフェノール類やイソチオシアネー

ト類によってその発現や活性が制御されることが知られていたが[13-15]，他の食品成分による制御については報告がなされていなかった．そこで，近年各種の機能が報告されているアミノ酸に注目し，腸管上皮モデルLS180細胞を用いて，アミノ酸がNQO1発現に及ぼす影響およびその制御機構を解析した．

　LS180細胞を20種類のアミノ酸を含む培地でインキュベートした後，mRNAの発現量レベルでNQO1の発現を制御するアミノ酸のスクリーニングをリアルタイムPCR法を用いて行った．その結果，システインにNQO1のmRNA発現量を顕著に亢進する作用があることが見いだされた[16]．そこで，システインについてさらに解析した結果，添加したシステインの濃度依存的および添加時間依存的なNQO1のmRNA発現量亢進がみられた．また，システインはNQO1の他に第Ⅱ相解毒酵素であるUGT1A1，HO-1，GCLCのmRNA発現量を亢進することも見いだされた．次に，システインがNQO1のタンパク質レベルに与える影響をウエスタンブロット法により解析したところ，NQO1のタンパク質発現量はシステイン処理時間依存的に増加することが明らかとなった．さらに，システインがNQO1の酵素活性に与える影響を調べたところ，システインの濃度依存的および処理時間依存的にNQO1の酵素活性は増加した．これより，システインはmRNAレベルだけでなく実際にタンパク質および酵素活性レベルでNQO1を活性化することが示された．

　システインはアミノ酸トランスポーターによって細胞内に取り込まれることが知られているため，システインの放射性標識体を用いて細胞内取込み活性の特性を解析した．その結果，システインの取込み活性はグルタミン酸やアラニン，そしてセリン共存下で顕著に抑制され，システインはこれらのアミノ酸と同様なアミノ酸トランスポーターを介して取り込まれることが示唆された．また，システインの取込みを阻害するアミノ酸（グルタミン酸，セリンなど）の共存下においては，システインによるNQO1のmRNA発現量亢進は有意に抑制された．これより，システインはアミノ酸トランスポーターを介して細胞内に取り込まれた後，NQO1発現亢進作用を示すことが示唆された．

　システインは抗酸化物質であるGSHの前駆体として知られているため，次

に，GSHがNQO1のmRNA発現量に及ぼす影響について解析した．その結果，システインによって亢進されたNQO1のmRNA発現量はGSH合成を阻害した条件下においても抑制されなかった．したがって，GSHはNQO1のmRNA発現量亢進には関与しないことが示唆された．さらに，NQO1のmRNA発現量亢進に関する構造活性相関について解析を行った．システインの構造類似体として，N-アセチルシステイン，メチオニン，システイン酸，ホモシステイン，エチルシステイン，メチルシステインを用い，各構造類似体がNQO1のmRNA発現量に及ぼす影響を検討した．その結果，エチルシステインおよびメチルシステインにおいてNQO1のmRNA発現量亢進がみられたが，その他の構造類似体ではNQO1mRNA発現量の亢進はみられなかった．この結果より，システイン構造のなかで特にチオール基およびアミノ基がNQO1のmRNA発現量亢進に重要であることが示唆された．

　さらに，システインによるNQO1mRNAの発現亢進の作用機序を解明するため，ヒトNQO1プロモーターを単離し，レポーターベクターを構築した．これを用いてシステインがNQO1のプロモーター活性に及ぼす影響をレポーターアッセイによって解析したところ，システインはNQO1の転写活性を亢進することが示された．次にNQO1のプロモーター上に存在する転写因子Nrf2が結合する抗酸化応答配列（antioxidant response element：ARE）に変異を入れたところ，システインによるNQO1プロモーター活性の亢進は消失したことから，システインによるNQO1プロモーター活性の亢進にはAREに結合するNrf2が関与していることが示唆された．そこで，システインがNrf2およびNrf2の抑制因子として知られているKeap1へ与える影響をウエスタンブロット法により解析した．その結果，システイン処理によってNrf2は核内へ移行する傾向が認められる一方で，Keap1の細胞質におけるタンパク質発現量は減少することが示された．これより，システインはNrf2の活性化を介してNQO1の転写活性を亢進していることが示された（図4-3）．

　並行して，システインによるNQO1発現亢進が*in vivo*においてもみられるか検討することとし，C57BL/6マウスにシステインを16日間強制投与した後，腸

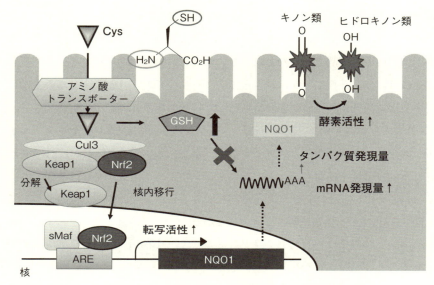

図4-3　システインによるNQO1発現亢進の推定メカニズム

管粘膜層よりRNAを回収しNQO1のmRNA発現量をリアルタイムPCRにて解析した。その結果,システイン投与群では有意なNQO1mRNA発現量の増加がみられ,システインによるNQO1のmRNA発現亢進は*in vivo*においても観察されることが明らかとなった[16]。

以上より,NQO1はフィトケミカル類のみならずアミノ酸の一種であるシステインによってその発現が制御されることが明らかとなった。

4. 核内受容体PXRを介したフィトケミカルによる解毒代謝酵素発現制御

これまで紹介してきたとおり,食品成分による解毒代謝酵素の発現制御には薬物受容体など各種転写因子の活性化が関与している。そこで,逆に薬物受容体を制御する食品成分を探索し,その下流で解毒代謝酵素の発現が制御される

可能性を検討することとし，薬物受容体のなかでも核内受容体の一種であるPXRに注目することとした．

　PXRは肝臓や小腸などに発現し，ステロイド，胆汁酸や薬剤など，幅広い生体異物を認識し，薬物代謝酵素の発現調節を介してこれらの代謝を行う[17]．PXRはリガンドのない状態では細胞質中に存在しているが，リガンドと結合すると核内へ移行し，同じく核内受容体であるRXRとヘテロダイマーを形成する．PXR/RXRヘテロダイマーは標的遺伝子上のPXR response element（PXRE）（DR3，DR4，ER6等）に結合し[18]，そこにコアクチベーターのsteroid receptor coactivator 1（SRC-1）が結合し，標的遺伝子の転写が活性化される．PXREとしては，第Ⅰ相のcytochrome P450 enzyme 3A family 4（CYP3A4）遺伝子上流にあるER-6（everted repeat with 6 bp）や，第Ⅲ相のmultidrug resistance protein 1（MDR1）遺伝子上流にあるDR-4（direct repeat with 4 bp）などが知られている．PXRはMDR1やCYP3A4の他にもCYP2B6やCYP2C9などの第Ⅰ相酵素，UGT1A1などの第Ⅱ相酵素，multidrug resistant-associated protein 2（MRP2）などの第Ⅲ相酵素をはじめ多くの解毒代謝酵素を標的遺伝子とすることが報告されている[19,20]．それゆえPXRは生体異物を感知するxenosensorとして働くのみならず，解毒代謝酵素のマスターレギュレーターとしても機能していることがわかる．そこでPXRを制御することでその標的である解毒代謝酵素の活性化を介し，生体におけるバリアー機能を調節する食品成分の探索と解析を進めることとした．

　まずレポーターアッセイ系を用いて，食品成分がPXR依存的転写活性に及ぼす影響を評価することとした．ヒトMDR1遺伝子上流に存在するPXR応答配列DR4をタンデムに4つシフェラーゼ遺伝子上流に組み換えたレポーターベクター，またヒトPXR発現ベクターを作製し，LS180細胞に一過的に遺伝子導入した．ポリフェノールなど各種食品サンプルを含む培地でインキュベートした後，24時間後ルシフェラーゼ活性を測定し，スクリーニングを行った．その結果，タンジェレチン（tangeretin）などのフラボノイド，およびギンコライド（ginkgolide）A/BなどのテルペノイドがかんPXR依存的転写活性を亢進するこ

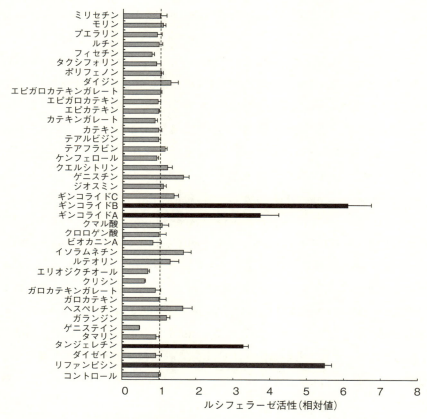

図4-4　PXR依存的転写活性を亢進するフィトケミカルのスクリーニング

とが見いだされた（図4-4）[21]。また，これらの食品成分の濃度を変えて処理したところ，添加濃度依存的にPXR依存的転写活性が亢進することが示された。さらにMDR1プロモーター中のPXR応答領域を含むベクターを用いてレポーターアッセイを行ったところ，上記のいずれのポリフェノールにおいてもMDR1転写活性を亢進することが示唆された。

PXR依存的転写活性，MDR1転写活性の亢進が示唆された数種のポリフェノールのうちタンジェレチンとギンコライドA/Bに注目し，MDR1についてリアルタイムPCR法を用いてmRNAレベルへの影響を，ウエスタンブロット法

を用いてタンパク質発現レベルへの影響を調べた。その結果，タンジェレチン，ギンコライドA/BいずれによってもMDR1のmRNA，タンパク質発現亢進が確認された。さらに，MDR1の蛍光基質ローダミン（rhodamine）-123を用いてMDR1活性へ与える影響を検討したところ，タンジェレチンおよびギンコライドA/Bによって有意なMDR1活性の亢進が確認された。これより，タンジェレチンおよびギンコライドA/Bによって転写レベルからmRNAレベル，タンパク質レベル，活性レベルのいずれにおいてもMDR1が正に制御されることが明らかとなった[21]。

5．6-ショウガオールによるAhRを介した解毒代謝酵素発現制御

　PXRと同様に多くの解毒代謝酵素を制御することが知られる薬物受容体にAhRがあげられる[22]。AhRの基本情報については第1章に記載されているのでここでは割愛するが，AhRはこれまでTCDDの受容体として知られ，リガンドと結合するとCYP1A1など解毒代謝酵素の発現を亢進し発がん物質の発がん性を増強，またダイオキシン毒性に関与していることも報告されている[23]。実際に著者らもTCDDによるAhR転写活性を抑制するフラボノイドを探索し，その特性解析などを進めてきた[24,25]。しかしながら近年では，AhRがE3ユビキチンリガーゼ活性を持ち，β-カテニン（catenin）を分解することで大腸がん病変の抑制に関与することが報告される[26]など，AhRの新たな生理作用が明らかになりつつある[27]。そこでAhR依存的転写活性を制御・調節する食品因子をより安定にかつ網羅的に評価できるアッセイ系を構築し，AhRを活性化する食品成分の探索・解析を進めた。

　まずAhR活性化能の安定な評価系を構築することとし，AhRが特異的に結合する異物応答配列（xenobiotic response element：XRE）をタンデムに並べその下流にルシフェラーゼ遺伝子をつなげたレポーターベクターとhuman AhR

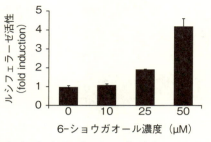

図4-5 6-ショウガオールの化学構造式（A）および6-ショウガオールによるAhR依存的転写活性の亢進（B）

の発現ベクターの両方をHepG2細胞に同時にトランスフェクションし，抗生物質を用いて選択することで安定なAhR応答性HepG2細胞株を作製した。単離した細胞株にAhRの既知リガンドである3-methylcholanthrene（3-MC）を添加したところ，3-MCの濃度依存的にルシフェラーゼ活性が亢進し，十分な応答性が確認された[28]。そこで本細胞株に32種の野菜熱水抽出物を添加し，AhR転写活性を亢進する抽出物を探索した。その結果，ショウガの熱水抽出物がAhR転写活性を最も顕著に亢進した[29]。そこでショウガ抽出物を分画したところ，酢酸エチル画分にAhR依存的転写活性を亢進する成分の存在が確認された。そこで，酢酸エチル画分をHPLCで分析した結果，主要な2つのピークがみられ，それぞれ6-ショウガオール（6-shogaol）と6-ジンゲロール（6-gingerol）であることが明らかとなった。そこで6-ショウガオールと6-ジンゲロールがAhR転写活性に及ぼす影響を検討したところ，6-ジンゲオールでは全く変化がみられなかったのに対し，6-ショウガオールは濃度異存的にAhR転写活性を亢進した（図4-5）。また6-ショウガオールは，AhRの標的遺伝子であるCYP1A1やUGT1A1，BCRPのmRNA発現，さらに，CYP1A1のタンパク質発現を増加させることが見いだされた[29]。以上より，ショウガに含まれる6-ショウガオールはAhRを活性化しその標的遺伝子の発現を亢進することが示された。

6. おわりに

　本章では，腸管上皮モデル細胞を用いてフィトケミカルやアミノ酸といったさまざまな食品成分がPXR，AhR，Nrf2など転写因子を介して解毒代謝酵素の発現を制御する研究例を紹介してきた。また発現制御の一部については，マウスを用いた in vivo 実験系においても確認された。これらの知見は，食品成分によって腸管上皮における生物学的バリアーを増強し生体防御能を高めるという点でプラスに捉えることができる。しかしながらこれらの食品成分は，同時に薬物動態に影響を及ぼすことが考えられ，特に医薬品摂取時などにおいてはその副作用の可能性についても十分考慮される必要がある。

文　献

1) Carriere V., Chambaz J. and Rousset M.：Intestinal responses to xenobiotics. Toxicol In Vitro, 2001；15；373-378.
2) Nakata K., Tanaka Y., Nakano T. et al.：Nuclear receptor-mediated transcriptional regulation in Phase I, II, and III xenobiotic metabolizing systems. Drug Metab Pharmacokinet, 2006；21；437-457.
3) Paine M.F. and Oberlies N.H.：Clinical relevance of the small intestine as an organ of drug elimination：drug-fruit juice interactions. Expert Opin Drug Metab Toxicol, 2007；3；67-80.
4) Xu C., Li C.Y. and Kong A.N.：Induction of phase I, II and III drug metabolism/transport by xenobiotics. Arch Pharm Res, 2005；28；249-268.
5) Talalay P.：Chemoprotection against cancer by induction of phase 2 enzymes. Biofactors, 2000；12；5-11.
6) Surh Y.J., Kundu J.K. and Na H.K.：Nrf2 as a master redox switch in turning on the cellular signaling involved in the induction of cytoprotective genes by some chemopreventive phytochemicals. Planta Med, 2008；74；1526-1539.
7) Hiura Y., Satsu H., Hamada M. et al.：Analysis of flavonoids regulating the expression of UGT1A1 via xenobiotic receptors in intestinal epithelial cells.

Biofactors, 2014 ; 40 ; 336-345.
8) Jaiswal A.K. : Human NAD(P)H : quinone oxidoreductase (NQO1) gene structure and induction by dioxin. Biochemistry, 1991 ; 30 ; 10647-10653.
9) Nioi P. and Hayes J.D. : Contribution of NAD(P)H : quinone oxidoreductase 1 to protection against carcinogenesis, and regulation of its gene by the Nrf2 basic-region leucine zipper and the arylhydrocarbon receptor basic helix-loop-helix transcription factors. Mutat Res, 2004 ; 555 ; 149-171.
10) Williams J.B., Lu A.Y., Cameron R.G. et al. : Rat liver NAD(P)H : quinone reductase. Construction of a quinone reductase cDNA clone and regulation of quinone reductase mRNA by 3-methylcholanthrene and in persistent hepatocyte nodules induced by chemical carcinogens. J Biol Chem, 1986 ; 261 ; 5524-5528.
11) Siegel D. and Ross D. : Immunodetection of NAD(P)H : quinone oxidoreductase 1 (NQO1) in human tissues. Free Radic Biol Med, 2000 ; 29 ; 246-253.
12) Ross D. and Siegel D. : NAD(P)H : quinone oxidoreductase 1 (NQO1, DT-diaphorase), functions and pharmacogenetics. Methods Enzymol, 2004 ; 382 ; 115-144.
13) Thimmulappa R.K., Mai K.H. and Srisuma S. : Identification of Nrf2-regulated genes induced by the chemopreventive agent sulforaphane by oligonucleotide microarray. Cancer Res, 2002 ; 62 ; 5196-5203.
14) Riedl M.A., Saxon A. and Diaz-Sanchez D. : Oral sulforaphane increases Phase II antioxidant enzymes in the human upper airway. Clin Immunol, 2009 ; 130 ; 244-251.
15) Tanigawa S., Fujii M. and Hou D.X. : Action of Nrf2 and Keap1 in ARE-mediated NQO1 expression by quercetin. Free Radic Biol Med, 2007 ; 42 ; 1690-1703.
16) Satsu H., Chidachi E., Hiura Y. et al. : Induction of NAD(P)H : quinone oxidoreductase 1 expression by cysteine via Nrf2 activation in human intestinal epithelial LS180 cells. Amino Acids, 2012 ; 43 ; 1547-1555.
17) Giguere V. : Orphan nuclear receptors : from gene to function. Endocr Rev, 1999 ; 20 ; 689-725.
18) Camahan V.E. and Redinbo M.R. : Structure and function of the human nuclear xenobiotic receptor PXR. Curr Drug Metab, 2005 ; 6 ; 357-367.

19) Giguere V. : Orphan nuclear receptors : from gene to function. Endocr Rev, 1999 ; 20 ; 689-725.
20) Kliewer S.A., Goodwin B. and Willson T.M. : The nuclear pregnane X receptor : a key regulator of xenobiotic metabolism. Endocr Rev, 2002 ; 23 ; 687-702.
21) Satsu H., Hiura Y., Mochizuki K. et al. : Activation of the Pregnane X Receptor and Induction of MDR1 by Dietary Phytochemicals. J Agric Food Chem, 2008 ; 56 ; 5366-5373.
22) Hahn M.E. : Aryl hydrocarbon receptors : diversity and evolution. Chem Biol Interact, 2002 ; 141 ; 131-160.
23) Mimura J. and Fujii-Kuriyama Y. : Functional role of AhR in the expression of toxic effects by TCDD. Biochim Biophys Acta, 2003 ; 1619 ; 263-268.
24) Hamada M., Satsu H., Natsume Y. et al. : TCDD-induced CYP1A1 expression, an index of dioxin toxicity, is suppressed by flavonoids permeated the human intestinal Caco-2 cell monolayers. J Agric Food Chem, 2006 ; 54 ; 8891-8898.
25) Hamada M., Satsu H., Ashida H. et al. : Metabolites of galangin by 2,3,7,8-tetrachlorodibenzo-*p*-dioxin-inducible cytochrome P450 1A1 in human intestinal epithelial Caco-2 cells and their antagonistic activity toward aryl hydrocarbon receptor. J Agric Food Chem, 2010 ; 58 ; 8111-8118.
26) Kawajiri, K., Kobayashi Y., Ohtake F. et al. : Aryl hydrocarbon receptor suppresses intestinal carcinogenesis in ApcMin/+ mice with natural ligands. Proc Natl Acad Sci USA, 2009 ; 106 ; 13481-13486.
27) Abel J. and Haarmann-Stemmann T. : An introduction to the molecular basics of aryl hydrocarbon receptor biology. Biol Chem, 2010 ; 391 ; 1235-1248.
28) Satsu H., Yoshida K., Mikubo, A. et al. : Establishment of a stable aryl hydrocarbon receptor-responsive HepG2 cell line. Cytotechnology, 2015 ; 67 ; 621-632.
29) Yoshida K., Satsu H., Mikubo A. et al. : 6-Shogaol, a Major Compound in Ginger, Induces Aryl Hydrocarbon Receptor-Mediated Transcriptional Activity and Gene Expression. J Agric Food Chem, 2014 ; 62 ; 5492-5499.

第5章 食品由来フラボノイドのマクロファージを標的とした機能性発現機構

河合慶親*

1. はじめに

　自然界には，数千種類にも及ぶポリフェノール化合物が存在することが明らかになっており，その生理活性を中心に多くの研究が展開されている。すでに機能性食品としての応用例も多いポリフェノールであるが，新たに機能性表示食品制度もスタートし，今後さらにポリフェノール活用の幅が広がるものと予想される。われわれは現在のところ，天然に存在するポリフェノールのごく一部を食品として摂取しているものと考えられる。ごく一部といっても，基本骨格や水酸基の数・結合位置の異なる化合物，糖化などの誘導体も含めると，非常に多くの種類のポリフェノールを日々摂取していることになる。さらには，摂取後のポリフェノールは腸管からの吸収や体内循環の過程でさまざまな代謝変換を受けることからも，実際に体内に存在しうるポリフェノールの構造はさらに複雑なものとなる。多くの研究データの蓄積により，ヒトにおける健康維持や疾病予防効果が大いに期待されているポリフェノール類であるが，具体的に体内においてどこでどのように作用しているかについては，不思議なほどに明らかにされていない。とりわけ，非栄養素であるポリフェノール化合物を受容し，その機能性発現に積極的にかかわる標的細胞や標的タンパク質については，緑茶カテキン受容体の研究例（第7章参照）を除いてはほとんどといってよいほど研究が進んでいない。ポリフェノールの構造と機能性発現との関連性（構造活性相関）についてより詳しく理解することができれば，ポリフェノール

＊徳島大学大学院医歯薬学研究部

のより有効な活用法につながるものと期待できる。

著者らの研究グループでは，生体内におけるポリフェノール化合物の局在性を明らかにするための一連の取組みのなかから，マクロファージを標的としたポリフェノール代謝物のユニークな構造変換と機能性発現機構について新たな知見を得ることができた。本章では，食品由来ポリフェノールのうち，その代表格ともいえる「フラボノイド」を中心に，その生体内での動態と機能性について解説する。

2. フラボノイドとは

フラボノイドとは，ポリフェノールのなかでも代表格ともいえる化合物群の総称であり，広義には2個のベンゼン環を3個の炭素原子でつないだジフェニルプロパン構造を基本骨格とする化合物を指す。さらに，ベンゼン環に挟まれた3個の炭素原子の構造により，カルコン類，フラボン類，フラバノン類，フラバン（カテキン）類，アントシアニジン類などに分類される（図5-1）。

狭義のフラボノイドは，4位にケト基および2-3位間に二重結合を持つフラボンの骨格を有するものを指す。実際には，広義のフラボノイドの定義が一般的に広く用いられているようである。ポリフェノール類は，自然環境のなかで自ら動くことができない植物にとっての防御手段のひとつとして生合成されていると理解されてきた。すなわち，紫外線の吸収や活性酸素の除去により太陽光からのストレスを軽減し，渋み・苦味あるいは消化酵素の阻害活性などにより外敵を遠ざける役割を果たしているものと思われる。こうした背景からも，ポリフェノール類の生理活性として抗酸化性や種々の酵素に対する阻害活性を中心とした研究が歴史的に進められてきた。フラボノイドの抗酸化性については，ラジカル捕捉活性や脂質過酸化抑制作用などの実験を用いて多くの研究者によって詳しく調べられている。一般的には，隣り合う2つ以上の炭素のいずれにも水酸基を持つ（すなわちカテコール構造やピロガロール構造を持つ）ものが極めて抗酸化性が強く，これらに比べて水酸基の数が同じであってもこ

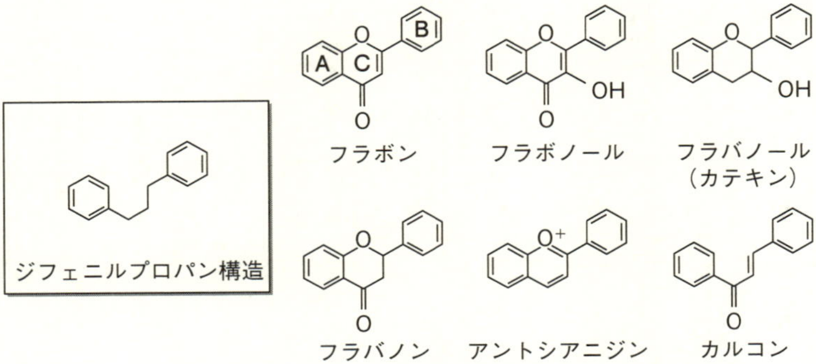

図 5-1　フラボノイド類の基本構造

のような構造を持っていないものは抗酸化性が弱いと理解されている[1-3]。

　古くより柑橘由来フラボノイドがビタミンP（ビタミン様物質）として注目される[4]など，フラボノイドの機能性についてはさまざまな観点から研究が進められており，吸収性や代謝変換などのいわゆる生体利用性研究とともにこれまでに多くのデータが蓄積されている。例えば，フラボノイドは抗酸化性，抗炎症活性，がん細胞増殖抑制活性など多彩な生理活性を有することが多くの研究者によって明らかにされており，試験管反応のみならず動物レベルにおいてもこれらの活性を支持する報告も多い。われわれは，さまざまな食品からフラボノイド化合物を日常的に摂取しており，一日当たり数百mg程度のフラボノイドを摂取しているともいわれる[5]。このように，ヒトにおける食経験も豊富なフラボノイドは，安全性の高い機能性食品成分として広く認識されており，超高齢社会を迎えたわが国において，今後さらなる応用が期待される。

3．フラボノイドの吸収と代謝

　経口摂取したフラボノイドが生体内で機能性を発揮する詳細なメカニズムについては，これまでほとんど明らかになっていなかった。フラボノイドは，腸管を介して吸収される際および肝臓をはじめとする臓器において第Ⅱ相解毒代謝反応を受け，uridine 5′-diphosphate（UDP）-グルクロン酸転移酵素（UDP-

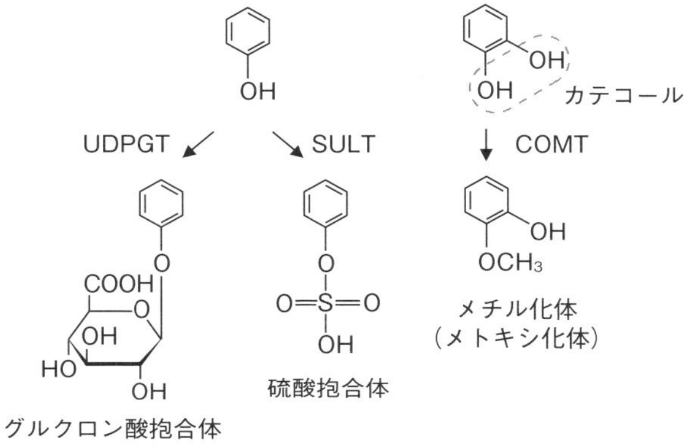

第5章 食品由来フラボノイドのマクロファージを標的とした機能性発現機構　77

図5-2　ポリフェノールの代謝変換
UDPG：グルクロン酸転移酵素（UDP-glucuronosyltransferase），SULT：スルホトランスフェラーゼ（sulfotransferase），COMT：カテコール-O-メチルトランスフェラーゼ（catechol-O-methyltransferase）。

glucuronosyl transferase：UGT）によってグルクロン酸抱合体，スルホトランスフェラーゼ（sulfotransferase：SULT）によって硫酸抱合体へと変換される。また，カテコール構造を持つフラボノイドの一部はカテコール-O-メチルトランスフェラーゼ（catechol-O-methyltransferase：COMT）の活性により，メチル化を受ける（図5-2）。グルクロン酸抱合と硫酸抱合を複数受けた代謝物も一部生じる。

　吸収されたフラボノイドは，このような抱合・代謝を受けることで，水溶性の高い代謝物となり血中を循環し，速やかに尿中へ排出される。このように，生体はフラボノイドを環境異物・毒性物質として認識し応答しているものと考えられている。例えば，培養細胞に高濃度のフラボノイドをそのまま投与すると，細胞毒性や遺伝毒性が観察されることがあるが，動物個体レベルにおいては経口摂取を介してこのような毒性が観察されることはほとんどない[6]。この事実は，フラボノイドを毒物と認識して解毒代謝を行う生体防御の重要性を示している。一方で，毒性とは生理活性の一部でもあることから，無毒化されることは同時にフラボノイドの生理活性が低くなることを意味している。これまでの多くの研究から，フラボノイドの摂取によりさまざまな臓器における疾患

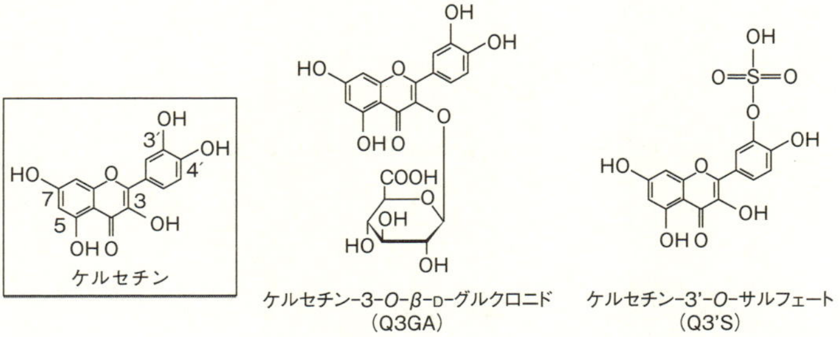

図5-3 ケルセチンとその主要代謝物

や老化の予防・抑制効果が発揮されることはおそらく間違いない事実と思われるが，このようなフラボノイドの「機能性発現」と代謝・排出による「安全性」という一見矛盾する2つの面を説明する分子メカニズムを明らかにすることは，食品フラボノイドの機能性の本質に迫るうえで重要な課題である．

4．ケルセチンとその吸収・代謝

　これまでのポリフェノールならびにフラボノイド研究においては，アグリコン（未代謝体）が有する *in vitro* で認められた活性のデータを基にして，*in vivo* での作用機構が議論されることが多く，生体内で本来存在する代謝物の活性や作用機構についての実験的データが不足していた．著者らのグループでは，このようなフラボノイド研究におけるこれまでの疑問点を明らかにするために，「ケルセチン」を食品由来フラボノイドの典型的なモデルとして研究を進めてきた．ケルセチン（3,3′,4′,5,7-ペンタヒドロキシフラボン，図5-3）は，植物性食品に幅広く含まれており，通常の食生活において最も頻繁に摂取するフラボノイドのひとつである．ケルセチンを豊富に含む代表的な食品として，リンゴ，ケール，タマネギ，ソバなどがあげられる．ケルセチンはそのほとんどが配糖体として天然に存在しており，3位にグルコースが結合したイソケルシトリン，ルチノースが結合したルチンは主要なケルセチン配糖体である．タマネギでは特徴的に4′位にグルコースが結合したスピラエオシドや，3,4′位のい

ずれにもグルコースが結合したジグルコシド体が含まれている。ケルセチンの生理活性についても多くの研究者によって調べられている。ケルセチンはB環にカテコール構造を有する強力な抗酸化物質であり，さまざまな酵素に対する阻害効果も報告されている[2, 7]。培養細胞や動物レベルでも多彩な生理活性が認められており，動脈硬化予防効果や抗肥満・糖尿病効果などの生活習慣病予防効果も大いに期待されている[8]。

ラットなどのげっ歯類およびヒトにおける吸収・代謝機構，代謝物の構造についても概ね明らかになっており，3位がグルクロン酸抱合を受けたケルセチン-3-グルクロニド（Q3GA）や3′位が硫酸抱合を受けたケルセチン-3′-サルフェート（Q3′S）などが血中に見いだされる主要な抱合体として同定されている（図5-3）。そして最も重要かつ興味深い点は，ヒトにおいてケルセチンを経口摂取しても血中からアグリコンがまったく検出されない（抱合体のみが検出される）ことである[9]。つまり，ケルセチンの生体内での機能性発現機構を考察するうえでは抱合体に着目することが必要であると考えられた。

5．ケルセチン抱合体とマクロファージとの相互作用

(1) Q3GAの蓄積と構造変換

摂取したケルセチンが生体内では抱合体として存在することから，著者らはヒト血中における最も主要なケルセチン抱合体のひとつであるQ3GAに対するモノクローナル抗体を作製し，生体内でのQ3GAの局在性について解析を試みることとした。Q3GAを化学的にタンパク質へ結合させたものを免疫抗原として得られたモノクローナル抗体（mAb-14A2）は，Q3GAと顕著に結合したが，ケルセチンアグリコンや硫酸抱合体との結合性は弱く，非常に高い特異性を有していた。ケルセチンの機能性として動脈硬化抑制作用が知られており，高コレステロール誘導ウサギ動脈硬化モデルを用いた研究から，ケルセチン抱合体が大動脈に蓄積することが明らかとなっていた[10]。そこで，得られたモノクロー

ナル抗体についてヒト動脈硬化病巣組織切片における免疫組織染色への応用を試みた。

　当初，著者らは血中を循環するQ3GAの血管内皮周辺への非選択的な蓄積を予想していたが，驚いたことに動脈硬化病巣周辺の内皮下に顕著な陽性染色が認められ，正常血管周辺からの陽性染色は認められなかった。さらに，動脈硬化病巣で認められた陽性染色は，マクロファージマーカーであるCD68抗体による共染色の結果からも，特にマクロファージに集中していることが示された[3]。同様なマクロファージへのQ3GAの蓄積はヒト脳梗塞病巣[11]においても認められた。また著者らは，緑茶カテキンの一種であるエピカテキンガレート（ECG）を認識するモノクローナル抗体の作製にも成功しており，同様にECGのマクロファージへの蓄積性を報告している[12]。

　これらの一連の成果は，それまで未知であったフラボノイドの生体内での標的細胞のひとつがマクロファージであることを強く示唆するものとなった。そこで，培養マクロファージ細胞を用いて，Q3GAのマクロファージへの蓄積性とその生理的意義について検討を行った。RAW264などに代表されるマクロファージ様細胞株へQ3GAを一定時間処理し，細胞へ蓄積したQ3GAをHPLC-電気化学検出器により検出を行った。その結果，確かにQ3GAの細胞への蓄積が認められたが，マクロファージ以外の細胞群においてもQ3GAの蓄積は一定程度認められた。一方で，マクロファージ細胞からはQ3GAのみならず，ケルセチンアグリコンおよびメチル化体（主にイソラムネチン）が検出された。

　同様の結果は，RAW264以外にもJ774.1や分化THP-1などのマクロファージ様細胞株やマウス腹腔マクロファージにおいても観察されたが，血管内皮細胞をはじめとする他の細胞群では認められなかった[13]（図5-4，表5-1）。

　次に，このような構造変換がどのように生じるかについて検証を行った。マクロファージ培養上清を解析したところ，β-グルクロニダーゼ活性が認められ，ウエスタンブロットでもβ-グルクロニダーゼが確かに検出された。よって，Q3GAはマクロファージが分泌するβ-グルクロニダーゼによって細胞外で脱抱合されケルセチンとなって細胞内に取り込まれる経路が予想された。一

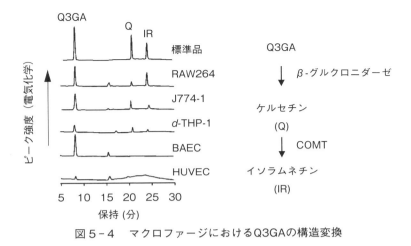

図5-4　マクロファージにおけるQ3GAの構造変換

表5-1　種々の細胞におけるβ-グルクロニダーゼ活性の有無

細胞	分類	β-グルクロニダーゼ活性
RAW264	マウス単球/マクロファージ様	+
J774-1	マウス単球/マクロファージ様	+
d-THP-1*	ヒトマクロファージ様	+
腹腔マクロファージ	マウス初代マクロファージ	+
BAEC	ウシ大動脈内皮	−
HUVEC	ヒト臍帯静脈内皮	−
HL-60	ヒト白血病	−
HepG2	ヒト肝臓がん	−
NIH-3T3	マウス線維芽細胞	−
Neuro-2A	マウス神経芽細胞腫	−

＊：ホルボールエステル処理により単球よりマクロファージへ分化したTHP-1。

方で，培養上清からメチル化活性は認められなかったことから，COMTによるメチル化はケルセチンが取り込まれた後に細胞内で行われると予想された。実際に，Q3GAで処理した細胞内からイソラムネチンは検出されるものの，Q3GAのメチル化体は検出されなかったことから，極性が高く細胞質内まで入

ることができないQ3GAはメチル化反応を受けないものと考えられた。

　Q3GAとマクロファージとの相互作用性についてさらに詳細な検討を行ったところ，水溶性の高いQ3GAは細胞表面タンパク質にアニオン結合することが明らかになったが，この結合は比較的弱く可逆的であり，容易に外れてしまうことも実験的に示された。一方で，脱抱合により生じたケルセチンはメチル化体イソラムネチンへさらに変換され，細胞内に蓄積する傾向が認められた。

　このような結果より，上述のQ3GA抗体によるマクロファージ特異的な染色の一部は，脱抱合後に高濃度に蓄積したケルセチンやイソラムネチンを反映している可能性も考えられる。また，動脈硬化病巣などの炎症部位においてQ3GAがより安定にマクロファージに固定される未知のメカニズムが存在するのかもしれない。低分子化合物を免疫染色で染め分けることは，通常の免疫組織染色に比べて困難を伴うものであり，定量性や特異性も含めて慎重な解釈が必要となる。今後，ケルセチンアグリコンやイソラムネチンなどに特異的な抗体の開発や，質量分析などの化学的分析法による定量的な評価が必要である。

(2) Q3GAの脱抱合

　さらに興味深い点として，β-グルクロニダーゼ酵素が分泌されたマクロファージ培養上清をそのままQ3GAとインキュベートしただけでは，脱抱合反応はほとんど生じなかった。β-グルクロニダーゼはもともと細胞内では酸性オルガネラであるリソソームに局在する酵素であり，その酵素活性には酸性pHを必要とする。確かに，培養上清を酸性にしてからQ3GAと反応させるとケルセチンへの脱抱合が認められた。

　通常，マクロファージを培養している際に培地に目立った酸性化は認められないが，Q3GAが確かにマクロファージによって脱抱合されるという事実は，細胞表面付近において局所的な酸性化が生じ，細胞表面に結合したQ3GAがβ-グルクロニダーゼ活性により脱抱合されていることを示唆している。このようなマクロファージによるQ3GAの脱抱合機構と，その生理的意義について理解を深めるため，マクロファージの炎症応答との関連性に注目してさらなる

検討を行うこととした。

　マクロファージは，感染やさまざまなストレスなどの要因を感知し，炎症反応を引き起こすことで宿主防御を担う免疫細胞の一種であるが，慢性的あるいは過度な炎症反応は組織障害を引き起こし，種々の炎症性疾患の原因となることが指摘されている。マクロファージ炎症モデルとして，細菌の構成成分であるリポ多糖（lipopolysaccharide：LPS）による刺激が広く用いられている。そこで，マクロファージをLPSによって刺激した条件においてQ3GAの脱抱合を検討したところ，顕著な脱抱合の促進が観察された。しかしながら，β-グルクロニダーゼ酵素の細胞外への分泌量はLPS処理の有無にかかわらず変化がなかった。

　上述のとおり，リソソーム酵素であるβ-グルクロニダーゼの酵素活性には酸性条件が必要であることから，LPSによる炎症誘導に伴う細胞周辺の酸性化の可能性が考えられた。実際に，LPS刺激によりpH指示薬としてフェノールレッドを添加した培地は黄変するとともに，細胞から分泌される主要な有機酸である乳酸量が顕著に増加することがLC-MS/MS分析により明らかとなった。よって，Q3GAは細胞表面タンパク質をいわば足場としてマクロファージに集積しながら，β-グルクロニダーゼとともに細胞から分泌される乳酸などによる局所的な酸性条件下において脱抱合反応を受けるものと考えられた。

　乳酸は解糖系最終産物のひとつであり，ミトコンドリア機能低下に伴ってATP産生が解糖系にシフトすることで増加することが知られている。ミトコンドリア阻害剤であるアンチマイシンA処理や，ミトコンドリア品質管理機構であるオートファジー関連遺伝子Atg7をノックダウンした条件下においてもQ3GAの脱抱合が促進されたことから，ミトコンドリア機能の低下に伴うマクロファージ細胞表面の酸性化の亢進がグルクロン酸抱合体の脱抱合に重要な条件であることが示された[13]（図5-5）。

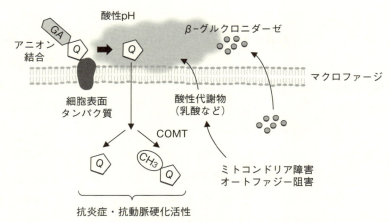

図5-5　マクロファージとケルセチングルクロン酸抱合体の相互作用

6. ケルセチン抱合体のマクロファージにおける機能性

(1) マクロファージにおけるQ3GAの抗動脈硬化活性

このようなQ3GAを出発とするマクロファージにおける構造変換が，機能性にどのような影響を及ぼすかについて検討を行った。まず，動脈硬化症との関連としてマクロファージのスカベンジャー受容体の発現に対する影響について解析した。

動脈硬化症の初期過程においては，単球より分化したマクロファージが，血管内膜下において酸化低密度リポタンパク質（low-density lipoprotein：LDL）を際限なく取り込むことで泡沫細胞となり，コレステロールを多く含むアテローム性の病巣を形成することが知られている。この酸化LDLの取込みを担うのがスカベンジャー受容体であり，CD36やSR-Aなどが主要な受容体として知られている。これらのノックアウトマウスでは動脈硬化病巣の形成が抑制されることからも[14, 15]，スカベンジャー受容体の発現抑制が動脈硬化予防のひとつのアプローチであると考えられてきた。

そこで，Q3GA処理したRAW264細胞のCD36およびSR-A発現について検討を行ったところ，CD36に対しては有意な変化は認められなかったものの，SR-A発現の有意な抑制効果が認められた。さらに，β-グルクロニダーゼ阻害剤やCOMT阻害剤の添加によって，SR-A発現抑制作用が減弱したことから，ケルセチンへの脱抱合後にさらにメチル化を受けたイソラムネチンが本活性を主に担っていることが示唆された[3]。Q3GAのような抱合体は水溶性が高く細胞内には入れないが，ケルセチンへと脱抱合されると単純拡散により細胞内に入ることができ，さまざまなタンパク質と相互作用することでシグナル伝達経路に作用するものと予想される。

この結果は，Q3GA自身はSR-A発現抑制活性を有しておらず，マクロファージとの相互作用によって脱抱合されることで初めて活性が発現されることを示している。また，ケルセチンではなくメチル化を受けたイソラムネチンが活性を担っていることも興味深い事実であり，標的細胞での構造変換がケルセチンの活性発現に重要であることを示している。

Q3GA処理はCD36発現を抑制することはできなかったが，緑茶カテキンの一種であるECGでは逆にCD36発現を抑制し，SR-Aには影響を与えなかった[12]。これらの選択性についてのメカニズムは不明であり今後の課題であるが，これらの結果は異なるポリフェノールを活用することにより，より効率的な動脈硬化予防が期待できることを示唆している。

(2) マクロファージにおけるQ3GAの抗炎症活性

マクロファージにおけるQ3GAの活性については，LPS刺激したRAW264細胞におけるシクロオキシゲナーゼ-2（cyclooxygenase-2：COX-2）発現を指標にした検討も行っている。Q3GAはマクロファージとともに培養すると，4時間後以降に細胞内のケルセチンおよびイソラムネチンの蓄積が観察される。そこで，Q3GAの脱抱合が観察される前となる4時間後におけるCOX-2発現に着目して検討を行った。その結果，Q3GAは1 mMの高濃度まで処理してもまったくCOX-2発現に影響を与えなかった。しかし，あらかじめ前培養によりβ-

グルクロニダーゼが分泌された培養液を用いて処理を行うと，Q3GAであってもCOX-2発現が有意に抑制された．これらの結果より，やはりQ3GA自身にはCOX-2発現抑制活性はなく，脱抱合されることでCOX-2発現抑制活性を示すことが明らかとなった．一方で，ケルセチン処理においては顕著なCOX-2発現抑制作用が認められたが，SR-Aの例とは逆にCOMT阻害剤処理によって抑制活性が増強された．すなわち，メチル化体に変換される前のケルセチンのほうがより強い抑制活性を有していると考えられた．つまり，Q3GAという1種類の代謝物から，マクロファージとの相互作用によって，ケルセチンおよびイソラムネチンという2つの異なる活性成分を生み出すことが明らかとなった．

ケルセチンによるLPS誘導性シグナルに対する抑制効果については，代表的な炎症シグナル経路であるmitogen-activated protein（MAP）キナーゼ経路とnuclear factor（NF）-κB経路を中心に検討を試みた結果，ケルセチンはこれらのうちc-jun N-terminal kinases（JNK）経路を選択的に抑制するという結果を得ている[11,13]．現在，JNK経路におけるケルセチンの標的タンパク質の探索を試みている．

(3) 今後の課題

このように，ケルセチンのグルクロン酸抱合体Q3GAの体内動態に焦点を当てた一連の研究から，本来不活性の抱合体がマクロファージにおいて選択的に活性を発現する分子機構の一部を明らかにすることができた．炎症誘導に伴う血中β-グルクロニダーゼ活性の増加については以前より報告されており，ポリフェノールの生体内での機能性を考えるうえで，炎症と脱グルクロン酸抱合との関連性がShimoiらによって指摘されていた[16]．著者らの検討により，この仮説の少なくとも一部を実験的に明らかにすることができ，マクロファージがポリフェノールの炎症部位での活性発現の鍵となっていることが強く示唆される．しかし，脱抱合反応を受ける抱合体の足場となりうる細胞表面タンパク質が未同定であるなど，今後の課題も残されている．表5-1に示したように，マクロファージ細胞では顕著なβ-グルクロニダーゼ活性が認められたが，他

第5章　食品由来フラボノイドのマクロファージを標的とした機能性発現機構　87

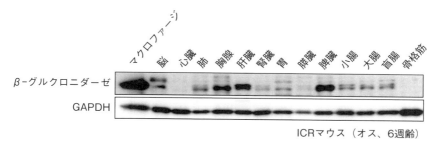

図5-6　マウス臓器におけるβ-グルクロニダーゼタンパク質の発現

の細胞群ではほとんど認められなかった。興味深いことに，ラット脳毛細血管由来内皮細胞株（RBEC-1）[17]においても例外的に脱抱合活性が認められる[11]など，マクロファージ以外にも脱抱合反応を担う部位が存在する可能性がある。

　マウスの各臓器でのβ-グルクロニダーゼタンパク質発現を検討したところ，胸腺，肝臓，脾臓などで若干の発現が認められた（図5-6）。これらの組織にはリンパ球やクッパー細胞（肝臓）などの炎症性細胞が含まれており，これらの細胞もまた脱抱合反応に関与する可能性が示唆される。脱抱合活性の低い組織においても，ポリフェノールのさまざまな機能性が報告されていることから，抱合体それ自身の生理活性も含め，脱抱合に依存しない作用機構についても引き続き検討を続けていくことが重要であろう。

　また，もうひとつの主要な代謝物型である硫酸抱合体の作用機構についても重要な課題である。ヒト血中の主要な硫酸抱合体であるQ3'Sについても同様の検討を実施したかぎりでは，マクロファージは硫酸抱合体を脱抱合するスルファターゼ活性を有していなかった。Galindoらのグループは，高血圧モデルラットを用いたモデルにおいて，ケルセチングルクロン酸抱合体は血圧低下作用を示すが硫酸抱合体では活性を示さないこと，またグルクロン酸抱合体による作用がβ-グルクロニダーゼ阻害剤により無効化されることを報告している[18]。この結果は，生体内においてもβ-グルクロニダーゼによる脱抱合がケルセチンの活性発現に本質的な役割を担っていることを支持している。

　一方，著者らの検討において，ケルセチン摂取マウスへのLPS投与によって

血中および脾臓中のケルセチン硫酸抱合体量が有意に上昇することを見いだしている。血中にはケルセチンにグルクロン酸と硫酸基が1つずつ結合した複合型の抱合体も存在していることから，炎症部位での脱グルクロン酸反応に伴って硫酸抱合体が増加したものと考えられた。赤ワイン中の活性成分としてレスベラトロールの寿命延長効果[19]などが注目されてきたが，最近になって，レスベラトロールの硫酸抱合体が有機アニオン輸送体を介して細胞内に取り込まれ，脱硫酸反応を経て活性を発揮する経路が報告されている[20]。

　細胞内への硫酸抱合体の取込みやマクロファージ以外の細胞群も含めた脱硫酸反応の可能性についても今後の課題である。グルクロン酸抱合体と硫酸抱合体が異なる体内動態や活性発現機構を示すならば，フラボノイドが生体内のさまざまな部位で多様な活性を発揮するメカニズムの一部を説明することができるであろう。また，これら2つの代謝反応系や脱抱合酵素の活性・発現を食事あるいは他の方法により制御することができれば，食品由来ポリフェノールの機能性を生体内でより強力に発現させることができるかもしれない。非栄養成分であり外因性因子であるポリフェノールが，生体内の仕組みとどのように融合するかを紐解いていくことで，ポリフェノールの機能性発現機構がより詳細に明らかになるであろう。

文　献

1) Yamamoto N., Moon J.H., Tsushida T. et al.: Inhibitory effect of quercetin metabolites and their related derivatives on copper ion-induced lipid peroxidation in human low-density lipoprotein. Arch Biochem Biophys, 1999；372；347-354.
2) Shiba Y., Kinoshita T., Chuman H. et al.: Flavonoids as substrates and inhibitors of myeloperoxidase: molecular actions of aglycone and metabolites. Chem Res Toxicol, 2008；21；1600-1609.
3) Kawai Y., Nishikawa T., Shiba Y. et al.: Macrophage as a target of quercetin glucuronides in human atherosclerotic arteries: implication in the anti-atherosclerotic mechanism of dietary flavonoids. J Biol Chem, 2008；283；9424-9434.

4) Rusznyak S.T. and Szent-Gyorgyi A. : Vitamin P : flavonols as vitamins. Nature, 1936 ; 138 ; 27.
5) Kuhnau J. : The flavonoids : a class of semi-essential food components ; their role in human nutrition. World Rev Nutr Diet, 1976 ; 24 ; 117-120.
6) Stoewsand G.S., Anderson J.L., Boyd J.N. et al. : Quercetin : a mutagen, not a carcinogen, in Fischer rats. J Toxicol Environ Health, 1984 ; 14 ; 105-114.
7) da Silva E.L., Piskula M.K., Yamamoto N. et al. : Quercetin metabolites inhibit copper ion-induced lipid peroxidation in rat plasma. FEBS Lett, 1998 ; 430 ; 405-408.
8) Williamson G., Barron D., Shimoi K. et al. : *In vitro* biological properties of flavonoid conjugates found *in vivo*. Free Radic Res, 2005 ; 39 ; 457-469.
9) Day A.J., Mellon F., Barron D. et al. : Human metabolism of dietary flavonoids : identification of plasma metabolites of quercetin. Free Radic Res, 2001 ; 35 ; 941-952.
10) Kamada C., da Silva E.L., Ohnishi-Kameyama M. et al. : Attenuation of lipid peroxidation and hyperlipidemia by quercetin glucoside in the aorta of high cholesterol-fed rabbit. Free Radic Res, 2005 ; 39 ; 185-194.
11) Ishisaka A., Mukai R., Terao J. et al. : Specific localization of quercetin-3-*O*-glucuronide in human brain. Arch Biochem Biophys, 2014 ; 557 ; 11-17.
12) Kawai Y., Tanaka H., Murota K. et al. : (-)-Epicatechin gallate accumulates in foamy macrophages in human atherosclerotic aorta ; implication in the anti-atherosclerotic actions of tea catechins. Biochem Biophys Res Commun, 2008 ; 374 ; 527-532.
13) Ishisaka A., Kawabata K., Miki S. et al. : Mitochondrial dysfunction leads to deconjugation of quercetin glucuronides in inflammatory macrophages. PLoS ONE, 2013 ; 8 ; e80843.
14) Febbraio M., Podrez E.A., Smith J.D. et al. : Targeted disruption of the class B scavenger receptor CD36 protects against atherosclerotic lesion development in mice. J Clin Invest, 2000 ; 105 ; 1049-1056.
15) Suzuki H., Kurihara Y., Takeya M. et al. : A role for macrophage scavenger receptors in atherosclerosis and susceptibility to infection. Nature, 1997 ; 386 ; 292-296.
16) Shimoi K. and Nakayama T. : Glucuronidase deconjugation in inflammation.

Methods Enzymol, 2001；400；263-272.
17) Kido Y., Tamai I., Okamoto M. et al.：Functional clarification of MCT1-mediated transport of monocarboxylic acids at the blood-brain barrier using *in vitro* cultured cells and *in vivo* BUI studies. Pharm Res, 2000；17；55-62.
18) Galindo P., Rodriguez-Gómez I., González-Manzano S. et al.：Glucuronidated quercetin lowers blood pressure in spontaneously hypertensive rats via deconjugation. PLoS ONE, 2012；7；e32673.
19) Howitz K.T., Bitterman K.J., Cohen H.Y. et al.：Small molecule activators of sirtuins extend Saccharomyces cerevisiae lifespan. Nature, 2003；425；191-196.
20) Patel K.R., Andreadi C., Britton R.G. et al.：Sulfate metabolites provide an intracellular pool for resveratrol generation and induce autophagy with senescence. Sci Transl Med, 2013；5；205ra133.

第2編

がん・脂質代謝の分子栄養学

第6章 DNAマイクロアレイにみるイソチオシアネート化合物の
　　　 生体調節機能　………………………………（侯　　徳　興）
第7章 食品因子センシングの調節による食品因子の機能性増強
　　　　　　　　　　……………………（山下修矢・立花宏文）
第8章 抗肥満性ホルモンFGF21の転写制御と機能性食品成分
　　　　　　　　　　…………………………………（清水　　誠）
第9章 リポタンパク質受容体ファミリーを介する生体恒常性の
　　　 維持機構　　　　…（佐伯　茂・出口美輪子・金　東浩）

第6章 DNAマイクロアレイにみる イソチオシアネート化合物の生体調節機能

侯　德興[*]

1. はじめに

　DNAマイクロアレイは，大規模スケール（数千から数万遺伝子単位）で遺伝子発現を解析することができるもので，多くの遺伝子の発現変化を同時に観察することが可能となり，栄養と生体遺伝子の相互作用の解析，いわゆる，ニュートリゲノミクスという新たな分野の中心技術となっている[1, 2]。

　一方，食品機能性の作用機構の研究が進むにつれて，食品成分は，生体細胞の遺伝子の発現に促進または抑制の制御を与えていることが多く報告されている。そのなかで，1つの食品成分が多数の遺伝子の発現に影響を及ぼすケース，また，構造の異なる食品成分が同一の遺伝子の発現に影響を与えるケースも報告されている[3]。食品成分は，細胞の遺伝子の発現に幅広く影響を及ぼすと考えられる。このような未知のファクターが多く，どのような効果が示されるかについて食品成分の影響を解析するには，全ゲノム上での遺伝子の転写発現（トランスクリプトーム）の解析が必要となっている。DNAマイクロアレイの登場で食品成分により生じるさまざまな変化について，トランスクリプトームでの網羅的な解析ができるようになっている。近年，DNAマイクロアレイ技術を駆使し，単一の食品成分または複合成分を持つ食べ物の機能性解析に広く利用されており，特にDNAマイクロアレイ解析は小さな応答の反応も検出できるため，一次的なスクリーニングに用いられる[4]。著者のグループは，これまでに構築してきた数々の知見をもとにして植物食品中のフィトケミカルの生体

---

*鹿児島大学農学部食料生命科学科

調節機能と作用機構について，培養細胞を中心としたマイクロアレイ解析を行ってきた[5-11]。

本章では，アブラナ科の野菜（キャベツ，ワサビ，ブロッコリー，カブ，ナノハナ等）に多く存在するイソチオシアネート化合物を例として，これまでに行われた実験動物および培養細胞におけるDNAマイクロアレイの解析結果や問題点について，著者のグループの結果も含めて紹介する。

食品成分のDNAマイクロアレイ解析は，実験動物または培養細胞を用いて行われる。実験動物を用いた場合には，食品成分が経口・消化吸収を経ているので，DNAマイクロアレイ解析の結果は生体内での効果を総括したかたちで反映するが，動物間の個体差による影響，食品成分投与濃度や時間の検討には不都合もある。一方，培養細胞の場合には，実験動物より細胞が均一で個体差がなく，また，微量のサンプル，投与濃度や作用時間の検討も可能であるため，DNAマイクロアレイ解析に利用しやすい。ただし，培養細胞に直接的に添加した食品成分は経口消化吸収を経ていないので，評価した結果は必ずしも生体での状況を反映しないことに留意が必要である。よって，培養細胞は食品機能解析の一次的なスクリーニングや経口変化が少ない食品成分のDNAマイクロアレイの解析によく使われている。

イソチオシアネート化合物はがん予防機能をはじめ，抗菌作用，解毒機能，抗炎症機能等が多く報告されている。そのバイオアベイラビリティ（生物学的利用能）がフラボノイド類より高い。ラットとマウスにおける代謝実験により，イソチオシアネート化合物が胃腸管より速やかに吸収され[12]，肝臓，腎臓，脾臓，脳，膀胱等に広く分布することが明らかになった[12, 13]。また，強制給餌で血中濃度は20μMまでにも達している[14]。よって，イソチオシアネート化合物は，実験動物および培養細胞でのDNAマイクロアレイ解析に整合性をもたらすことができる。

2．スルホラファンのNrf2依存性発現誘導の遺伝子同定

　スルホラファン（sulforaphane：SFN）はイソチオシアネート化合物の代表化合物で，多くの機能性が報告されてきた。重要なメカニズムとして，SFNがNrf2経路を介して第Ⅱ相解毒酵素や抗酸化タンパク質に関連する遺伝子の発現を誘導し，細胞保護やがん予防作用を発揮することが明らかになった。SFNの機能性におけるNrf2経路依存性について，nrf2ノックアウトマウスを用いたDNAマイクロアレイ解析の結果は興味深い。nrf2野生型（$nrf2^{+/+}$）およびノックアウト型（$nrf2^{-/-}$）のICRマウス（10週齢）にそれぞれSFN（9μmol/日）を1週間経口給餌させた後，小腸組織から抽出したmRNAをDNAマイクロアレイに用いた（図6-1A）[15]。その結果，77個の遺伝子は，$nrf2^{+/+}$にのみ発現しており，Nrf2依存性遺伝子として同定された。そのなかにSFNで誘導発現された遺伝子数が50個であった。また，SFNを投与した$Nrf2^{-/-}$のマウスにも121個遺伝子の発現が顕著に上昇した。特にヒストン遺伝子（H2BとH2A）やマウスの免疫グロブリンに関する遺伝子〔immunoglobulin-active λ-1-chain V-region（V-J）gene：IgV-J〕の発現が多く誘導された。Nrf2経路以外にSFNが他の経路も制御し，多くの機能を発揮することが示唆された。

　Nrf2依存性遺伝子は，3つのカテゴリーに分類できる。

　第1類は，ベースレベル発現の遺伝子である。すなわち，$nrf2^{-/-}$のマウスには発現がなく，$nrf2^{+/+}$にのみ発現する遺伝子である。その発現が2倍以上上昇した遺伝子は，aldehyde dehydrogenase Ⅱ（ALDH-Ⅱ），UDP-glucuronosyl-transferase 2 family（UGT），malic enzyme等の遺伝子であった。

　第2類は，SFNの誘導のみで発現する遺伝子である。すなわち，$Nrf2^{-/-}$にはなく，$nrf2^{+/+}$にあり，しかもSFNのみで発現が誘導される遺伝子である。その発現が2倍以上上昇した遺伝子は，glutathione S-transferase alpha（GST-α），γ-glutamylcysteine synthetase（γ-GCS）等の遺伝子であった。

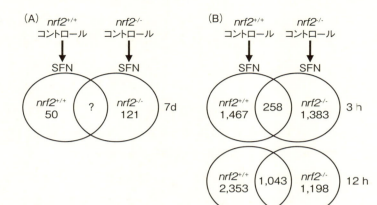

図6-1 nrf2ノックアウトしたマウスを用いたスルホラファンのNrf2依存性発現誘導の遺伝子同定

A：10週齢の$nrf2^{+/+}$型および$nrf2^{-/-}$型のメスICRマウスにそれぞれSFN（9μmol/日）を1週間経口給餌させた後，小腸組織から抽出したmRNAをDNAマイクロアレイに用いた[15]。

B：9～12週齢の$nrf2^{+/+}$型および$nrf2^{-/-}$型のオスC57BL/6JマウスにそれぞれSFN（90mg/kg体重）を1回のみ強制給餌させ，3時間および12時間後に肝臓からmRNAを抽出し，DNAマイクロアレイに用いた[16]。

円内の数字は，SFNにより発現を誘導された遺伝子数。

第3類は，ベースレベル発現プラス誘導発現の遺伝子である。すなわち，$nrf2^{+/+}$にのみ発現している遺伝子のなかに，SFNでその発現をいっそう高めるものである。その発現が2倍以上上昇した遺伝子は，NAD(P)H：quinone reductasecarboxyl esterase（NQO1），epoxide hydrolase，aldose reductase（AR），aldo-keto reductase（AKR），glutathione S-transferase（8.7, 9.3, mu1）（GSTs）等の遺伝子であった。また，機能からみると，SFNによる発現上昇した遺伝子は，求電子やフリーラジカルの除去過程（加水分解，排除，酸化およびグルタチオンやグルクロン酸抱合反応）にかかわる代謝反応遺伝子群であった。また，抗酸化酵素やタンパク質（glutathione peroxidase, glutathione reductase, ferritin, haptaglobin）に関する遺伝子およびNADPHの生合成に関する酵素（glucose 6-phosphate dehydrogenase, 6-phosphogluconate dehydrogenase, malic enzyme）の遺伝子の発現も上昇した。

これらのデータから，SFNはNrf2経路を介し，多くの遺伝子群の発現を制御する。特異に，これらの遺伝子群はさまざまな代謝経路に関与し，発がん物質や毒素に対する細胞防衛に極めて重要な役割を果たしていると示唆された。

留意すべきは，投与濃度および時間が異なれば，誘導された遺伝子の種類と数もかなり異なっている点である。例えば，$nrf2^{+/+}$および$nrf2^{-/-}$のオスC57BL/6Jマウス（9～12週齢）に高めのSFN濃度（90mg/kg体重）で1回のみ強制給餌，3時間および12時間後に肝臓からmRNAを抽出し，DNAマイクロアレイに用いた例もある（図6-1B）[16]。その結果，2倍以上発現上昇した遺伝子のなかに，Nrf2依存性誘導遺伝子数は3時間で1,467個，12時間では2,353個があった一方，Nrf2非依存性誘導遺伝子数は3時間で1,383個，12時間では1,198個があった。SFNにより発現上昇した遺伝子は，異物代謝酵素と抗酸化作用に関する遺伝子以外に，ユビキチン・プロテアソームシステム，ストレス応答タンパク質，キナーゼとホスファターゼ，免疫タンパク質，細胞接着等，細胞周期や細胞成長，トランスポーターや転写因子等の多くの遺伝子があった。このように，SFNの投与濃度，投与時間，また，mRNAソースの組織（小腸または肝臓）によって誘導される遺伝子の種類と数はかなり異なってくる。したがって，実験動物のDNAマイクロアレイにより食品の機能性解析にあたって，その食品成分のバイオアベイラビリティに応じて，実験動物への投与濃度，投与時間，投与方式ならびに解析組織等を選択し，「真」の食品機能性の解明に活用することを期待したい。

3．イソチオシアネート化合物の構造と遺伝子発現プロファイリング

アブラナ科食材に存在するイソチオシアネート化合物は，その基本構造（R-N=C=S）につながっている残基によって多数のものがある。著者らは，ワサビのなかに多く存在する6-(methylsulfinyl) hexyl isothiocyanate (6-MSITC)，

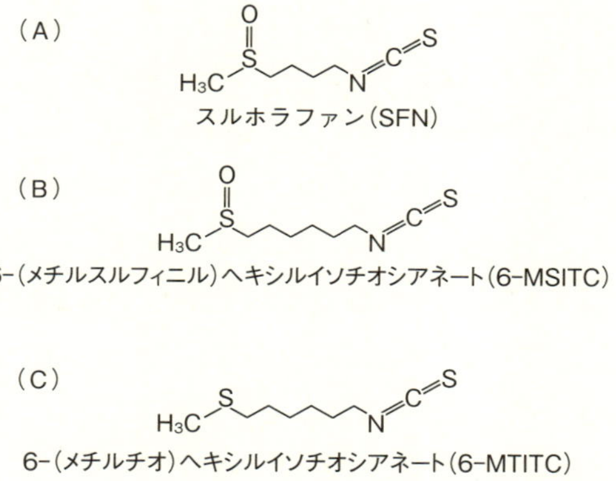

(A) スルホラファン（SFN）

(B) 6-(メチルスルフィニル)ヘキシルイソチオシアネート(6-MSITC)

(C) 6-(メチルチオ)ヘキシルイソチオシアネート(6-MTITC)

図6-2　イソチオシアネート化合物の構造

6-(methylthio) hexyl isothiocyanate (6-MTITC) 等のイソチオシアネート化合物に注目し，SFNと比較しながらそれらの機能性を解析してきた（図6-2）。動物実験の血中濃度を参考にし，さらに予備実験で細胞毒性のない濃度と時間範囲内でヒト肝がん細胞（HepG2)[10] およびヒト神経芽細胞腫（IMR32)[11] を10μMで9時間処理した。DNAマイクロアレイは，Affymetrix HG UG133 plus 2.0 oligonucleotide（54,000遺伝子プローブ）を用いて解析した。6-MTITC，6-MSITCおよびSFNの処理による発現変動が2倍以上の遺伝子数は，HepG2細胞でそれぞれ189，144，105であり[10]，IMR32細胞ではそれぞれ189，144，108であった[11]。両細胞においても6-MTITCと6-MSITCはSFNより強い誘導効果が認められ，イソチオシアネート化合物の構造と遺伝子誘導発現の関連性が示唆された。6-MTITCと6-MSITCは炭素鎖の数が同じであるが，前者はメチルチオアルキルイソチオシアネートで，後者はメチルスルフィニルアルキルイソチオシアネートである。SNFは6-MTITCまたは6-MSITCより炭素鎖の数が2つ少なく，影響を受けた遺伝子の数も少なかった。3種類のイソチオシアネート化合物による遺伝子発現のVenn Diagram（複数の集合の関係図）は図6-3に示している。発現に影響を受けた共通遺伝子数がHepG2細胞で57個，IMR32細胞では72個であった。また，6-MTITCと6-MSITCの間に影響を受け

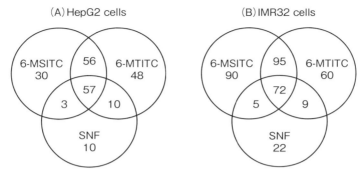

図6-3　ヒト肝がん細胞HepG2（A）およびヒト神経芽細胞腫（B）における3種類のイソチオシアネート化合物により発現誘導された遺伝子数

た共通の遺伝子数もSNFより多く示されており，イソチオシアネート化合物の炭素鎖の長さが遺伝子の発現に影響を与えたと考えられる。

4．イソチオシアネート化合物成分による遺伝子発現制御の経路解析

　DNAマクロアレイで得られた莫大な遺伝子数の発現変動をどのような機構で制御されているかを明らかにするには経路解析が不可欠である．汎用解析ソフトは，GeneSpringとIPA（Ingenuity Pathway Analysis）である．GeneSpringはアレイデータから精度の悪いスポットを取り除き，同一条件の複数検体のデータから各スポット（遺伝子発現量）の平均値を算出し，他条件の検体データとの比較により条件間で変動したスポット（遺伝子）をリスト化する．一方のIPAは遺伝子オントロジー解析，経路解析に特化したソフトで，GeneSpringで解析したデータを取り込み，変動した遺伝子が多く含まれるシグナル経路，生物学的機能を同定できる．さらに，それらの遺伝子の上下関係（活性化抑制の別）を示した相互作用がわかるマップを作成し，機能性成分のシグナル経路や生理機能に与える影響がグラフィカルなマップとともに判明できる．著者ら

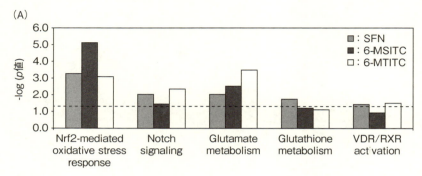

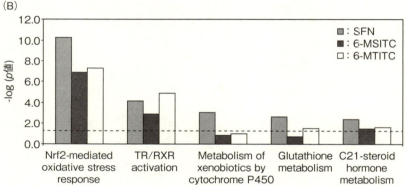

図6-4　ヒト肝がん細胞HepG2（A）およびヒト神経芽細胞腫（B）における
　　　 3種類のイソチオシアネート化合物による遺伝子発現制御の上位5経路[10, 11]

はこの2つのソフトを用いて，発現変動量が2倍以上の遺伝子について経路解析を行った。その上位5つの経路は，図6-4に示している。両細胞においても，Nrf2-mediated oxidative stress response, VDR(TR)/RXR activation, glutathione metabolism等の経路が入っており，特に，Nrf2経路をトップ経路として位置づけており，これらのイソチオシアネート化合物が主に細胞抗酸化機構に制御していると考えられるが，Notch signalingやC21-steroid hormone metabolism等の新たな経路もあることを期待したい。

また，乳がん細胞および正常乳腺細胞におけるフェネチル（phenethyl）イソチオシアネートとスルホラファンのDNAマイクロアレイ解析の比較[17, 18]，ヒト

網膜色素上皮細胞（RPE19）におけるスルホラファンのDNAマイクロアレイ解析[19]も報告されている。データは初歩的なものであるため，ここでは割愛したい。

5．経路におけるイソチオシアネート化合物により発現誘導される遺伝子

図6-4に示している上位5つの経路において，3種類のイソチオシアネート化合物によりIMR32細胞で発現誘導された下流遺伝子を表6-1にまとめた。上位1のNrf2-mediated oxidative stress response経路において，抗酸化タンパク質の遺伝子（FHT1, FTL, GSR, HMOM1, SQSTM1, TXNRD1）および代謝酵素（AKR1C1, AKR1C2, AKR1C3, GCLM, NQO1）の遺伝子の発現が顕著に誘導された。また，Nrf2転写活性を制御する因子（BACH, c-FOS, MAFF）等の遺伝子発現にも顕著な影響を及ぼしていた。このように，イソチオシアネート化合物によるNrf2経路の制御は，多種多様である。特に，最近報告されたように，イソチオシアネート化合物がNrf2タンパク質の安定性増強[20,21]，Keap1の修飾失活[20,21]，また，がん細胞におけるメチルトランスフェラーゼ（DNMTs）やヒストン脱アセチル酵素群（HDACs）の活性を抑制し，Nrf2プロモーターを再活性化させることを通してNrf2経路を制御していることにも注目したい[22-24]。もうひとつは，同一の遺伝子が複数の経路に位置づけられている。例えば，AKR1C1遺伝子が，TR(VDR)/RXR activation, metabolism of xenobiotics by P450およびC21-steroid hormone metabolismの経路にわたっており，経路の関連性（クロストーク）でイソチオシアネート化合物の多様な機能性を有することが示唆されている。

表6-1 ヒト神経芽細胞腫IMR-32におけるイソチオシアネート化合物成分による遺伝子発現制御の上位5経路[1]

ITCs	上位経路	p値	発現	遺伝子数	発現誘導された遺伝子
SFN	Nrf2-mediated oxidative stress response	5.01 E-11	↑	12	BACH1, DNAJB4, FTH1, FTL, GCLM, GSR, GSTM3, HMOX1, MAFF, NQO1, SQSTM1, TXNRD1
	TR/RXR activation	6.03 E-05	↑	5	AKR1C1, AKR1C2, AKR1C3, ME1, SYT2
	Metabolism of xenobiotics by cytochrome P450	8.71 E-04	↑	4	AKR1C1, AKR1C2, AKR1C3, GSTM3
	Glutathione metabolism	2.19 E-03	↑	3	GCLM, GSR, GSTM3
	C21-steroid hormone metabolism	3.72 E-03	—	2	AKR1C1, AKR1C3
6-MSITC	Nrf2-mediated oxidative stress response	1.23 E-07	↑	14	BACH1, DNAJB1, DNAJB4, FTH1, FTL, GCLM, GSR, HMOX1, KEAP1, MAFF, MAFG, NQO1, SQSTM1, TXNRD1
	TR/RXR activation	1.12 E-03	↑	6	ACACA, AKR1C1, AKR1C2, AKR1C3, ME1, SYT2
	Wnt/β-catenin signaling	6.61 E-03	↓	7	GJA1, KREMEN1, PPP2R2B, PPP2R2C, SRC, WNT5A, WNT5B
	PTEN signaling	8.91 E-03	↓	5	FOXO6, IKBKB, ITGA4, MAGI1, PDGFRA
	Ephrin receptor signaling	1.05 E-02	↑	7	ANGPT1, CXCR4, FIGF, GNG12, ITGA4, NGEF, SRC
6-MTITC	Nrf2-mediated oxidative stress response	4.68 E-08	↑	14	BACH1, DNAJB1, DNAJB4, FTH1, FTL, GCLM, GSR, HMOX1, KEAP1, MAFF, MAFG, NQO1, SQSTM1, TXNRD1
	TR/RXR activation	1.23 E-05	↑	8	ACACA, AKR1C1, AKR1C2, AKR1C3, ME1, PPARGC1A, RXRA, SYT2
	Hepatic Fibrosis/ Hepatic stellate cell activation	2.51 E-04	—	8	COL1A1, FGFR2, FIGF, FLT4, IGFBP5, PDGFRA, TNFRSF1A, VEGFA
	Axonal guidance signaling	1.00 E-03	↑	13	CXCR4, FIGF, ITGA4, PLXNA2, PRKACB, SEMA6B, SHANK2, SHC1, SLIT2, SLIT3, VEGFA, WNT5A, WNT5B
	Estrogen receptor signaling	3.24 E-03	↑	6	HNRNPD, PCK2, PPARGC1A, SHC1, SRC, TAF4B

第6章　DNAマイクロアレイにみるイソチオシアネート化合物の生体調節機能　103

6．おわりに

　実験動物および培養細胞を用いたDNAマイクロアレイ解析の結果により，SFN，6-MSITC，6-MTITC等のイソチオシアネート化合物の機能性は2つに大別できる（図6-5）。

　1つ目は，イソチオシアネート化合物により発現を誘導された遺伝子のうちの約半分は，Nrf2経路依存的に外因性の毒素・発がん性物質，または内因性活性酸素の除去に関するものであり，今までの知見を確認できた。一方，これらの化合物がダメージタンパク質の修復に関する遺伝子発現も促進したことか

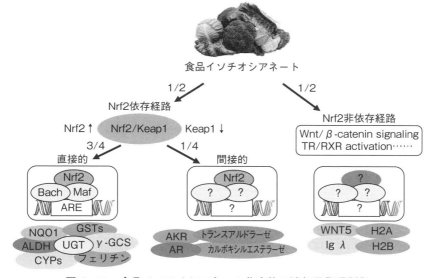

図6-5　食品イソチオシアネート化合物の遺伝子発現制御
　実験動物および培養細胞を用いたDNAマイクロアレイ解析の結果，SFN，6-MSITC，6-MTITC等のイソチオシアネート化合物により発現を誘導された遺伝子は，約半分がNrf2依存的，半分がNrf2非依存的である。Nrf2依存的な遺伝子のうち約3/4の遺伝子はNrf2・ARE経路を介し，その発現を直接に制御されるが，1/4はNrf2に間接制御されている。また，これらのイソチオシアネート化合物は，Nrf2の上方制御（Nrf2の転写促進とタンパク分解の抑制）およびKeap1の下方制御（Keap1修飾失活）も直接に関与し，Nrf2経路を活性する。

ら，その細胞保護作用についての知見は，既知の求電子性や酸化ストレスからの一次保護作用から，新規のダメージタンパク質を修復する二次保護作用にまで広がった。また，Nrf2依存的な遺伝子のうち約3/4の遺伝子の発現はNrf2・ARE経路を介し，直接に制御されるが，1/4はNrf2に間接制御されている。これらのイソチオシアネート化合物が，Nrf2の上方制御（Nrf2の転写促進とタンパク分解の抑制）およびKeap1の下方制御（Keap1修飾失活）を直接に関与し，Nrf2経路を活性化させるというメカニズムも明らかになっている。

　2つ目は，イソチオシアネート化合物がNrf2以外の経路を制御し，他の新しい機能を持つことが示唆された。$nrf2^{+/+}$および$nrf2^{-/-}$マウスにおけるDNAマイクロアレイ解析の結果，SFNにより発現が上昇した遺伝子の半数近くはNrf2と関与しないことが明らかとなった。今後，これらのNrf2非依存的な遺伝子の発現機構のいっそうの解析により，イソチオシアネート化合物の新規機能が明らかにされることを期待したい。

　全ゲノムレベルで遺伝子の発現をモニターできるDNAマイクロアレイ解析は，食品成分の機能性と作用機構の解明には理想的な手法に近いと思われるが，蓄積した解析データをみると，同一の食品成分でも研究者の実験系によって多くの相違がみられる。食品成分のDNAマイクロアレイ解析にあたり，少なくとも下記の点に留意すべきである。①当該食品成分に関する情報（バイオアベイラビリティ，代謝吸収，構造変化，日常摂取量，サプリメント時の摂取量），②培養細胞と実験動物の選択（時系列による細胞信号伝達の解明，スクリーニング用，経口投与の影響，生体内での効果検証），③実験動物におけるmRNA抽出用組織の選択（食品成分の体内代謝やターゲット組織等），④マイクロアレイの解析手法（マイクロアレイデータの標準化法，オントロジー解析，経路解析等），があげられる。このようなファクターを配慮しながら，DNAマイクロアレイが「真」の食品機能性の解明に活用されることに期待したい。

文　献

1) García-Cañas V., Simó C., León C. et al.：Advances in nutrigenomics research：novel and future analytical approaches to investigate the biological activity of natural compounds and food functions. J Pharm Biomed Anal, 2010；51 (2)；290-304.
2) Spielbauer B. and Stahl F.：Impact of microarray technology in nutrition and food research. Mol Nutr Food Res, 2005；49 (10)；908-917.
3) Hou D.X. and Kumamoto T.：Flavonoids as protein kinase inhibitors for cancer chemoprevention：Direct binding and molecular modeling (Comprehensive invited review). Antioxid Redox Signal, 2010；13 (5)；691-719.
4) van Breda S.G., Wilms L.C., Gaj S. et al.：The exposome concept in a human nutrigenomics study：evaluating the impact of exposure to a complex mixture of phytochemicals using transcriptomics signatures. Mutagenesis, 2015；30 (6)；723-731.
5) Chen J., Uto T., Tanigawa S. et al.：Expression profiling of genes targeted by bilberry (Vaccinium myrtillus) in macrophages through DNA microarray. Nutr Cancer, 2008；60 (S1)；43-50.
6) Chen J., Uto T., Tanigawa S. et al.：Microarray-based determination of anti-inflammatory genes targeted by 6-(methylsulfinyl) hexyl isothiocyanate in macrophages. Exp Therap Med, 2010；1 (1)；33-40.
7) Chen J., Qin S., Xiao J. et al.：A genome-wide microarray highlights the anti-inflammatory genes targeted by oolong tea theasinensin A in macrophages. Nutr Cancer, 2011；63 (7)；1064-1073.
8) Qin S., Chen J., Tanigawa S. et al.：Gene expression profiling and pathway network analysis of hepatic metabolic enzymes targeted by baicalein. J Ethnopharmacol, 2012；140 (1)；131-140.
9) Qin S., Chen J., Tanigawa S. et al.：Microarray and pathway analysis highlight Nrf2/ARE-mediated expression profiling by polyphenolic myricetin. Mol Nutr Food Res, 2013；57 (3)；435-446.
10) Trio P.Z., Kawahara A., Tanigawa S. et al.：DNA microarray profiling highlights Nrf2-mediated chemoprevention targeted by wasabi-derived isothiocyanates in HepG2 cells. Nutr Cancer, 2017；69 (1)；105-116.
11) Trio P.Z., Fujisaki S., Tanigawa S. et al.：DNA microarray highlights Nrf2-

mediated neuron protection targeted by wasabi-derived isothiocyanates in IMR-32 cells. Gene RegulSyst Bio, 2016 ; 10 ; 73-83.
12) Borghoff S.J. and Birnbaum L.S. : Age-related changes in the metabolism and excretion of allyl isothiocyanate. A model compound for glutathione conjugation. Drug MetabDispos, 1986 ; 14 (4) ; 417-422.
13) Bricker G.V., Riedl K.M., Ralston R.A. et al. : Isothiocyanate metabolism, distribution, and interconversion in mice following consumption of thermally processed broccoli sprouts or purified sulforaphane. Mol Nutr Food Res, 2014 ; 58 (10) : 1991-2000.
14) Hu R., Hebbar V., Kim B.R. et al. : *In vivo* pharmacokinetics and regulation of gene expression profiles by isothiocyanate sulforaphane in the Rat. J Pharmacol Exp Ther, 2004 ; 310 (1) ; 263-271.
15) Thimmulappa R.K., Mai K.H., Srisuma S. et al. : Identification of Nrf2-regulated genes induced by the chemopreventive agent sulforaphane by oligonucleotide microarray. Cancer Res, 2002 ; 62 (18) ; 5196-5203.
16) Hu R., Xu C.J., Shen G.X. et al. : Gene expression profiles induced by cancer chemopreventive isothiocyanate sulforaphane in the liver of C57BL/6J mice and C57BL/6J/Nrf2 (K/K) mice. Cancer Lett, 2006 ; 243 ; 170-192.
17) Telang U., Brazeau D.A., Morris M.E. : Comparison of the effects of phenethyl isothiocyanate and sulforaphane on gene expression in breast cancer and normal mammary epithelial cells. Exp Biol Med (Maywood), 2009 ; 234 (3) ; 287-295.
18) Agyeman A.S., Chaerkady R., Shaw P.G. et al. : Transcriptomic and proteomic profiling of KEAP1 disrupted and sulforaphane-treated human breast epithelial cells reveals common expression profiles. Breast Cancer Res Treat, 2012 ; 132 : 175-187.
19) Ye L., Yu T., Li Y. et al. : Sulforaphane enhances the ability of human retinal pigment epithelial cell against oxidative stress, and its effect on gene expression profile evaluated by microarray analysis. Oxid Med Cell Longev, 2013 ; 2013 ; 413024.
20) Hou D.X., Korenori Y., Tanigawa S. et al. : Dynamics of Nrf2 and Keap1 in ARE-mediated NQO1 expression by wasabi 6-(methylsulfinyl) hexyl isothiocyanate. J Agric Food Chem, 2011 ; 59 (22) ; 11975-11982.

第6章　DNAマイクロアレイにみるイソチオシアネート化合物の生体調節機能　107

21) Korenori Y., Tanigawa S., Kumamoto T. et al.：Modulation of Nrf2/Keap1 system by Wasabi 6-methylthiohexyl isothiocyanate in ARE-mediated NQO1 expression. Mol Nutr Food Res, 2013；57 (11)；2049-2060.
22) Zhang C., Su Z.Y., Khor T.O. et al.：Sulforaphane enhances Nrf2 expression in prostate cancer TRAMP C1cells through epigenetic regulation. Biochem Pharmacol, 2013；85；398-1404.
23) Su Z.Y., Zhang C., Lee J.H. et al.：Requirement and epigenetics reprogramming of Nrf2 in suppression of tumor promoter TPA-induced mouse skin cell transformation by sulforaphane. Cancer Prev Res (Phila), 2014；7；319-329.
24) Qin S. and Hou D.X.：Multiple regulations of Keap1/Nrf2 system by dietary phytochemicals. Mol Nutr Food Res, 2016；60 (8)；1731-1755.

第7章 食品因子センシングの調節による食品因子の機能性増強

山下修矢*, 立花宏文**

1. はじめに

　生体は外部からのさまざまな刺激を感知し，適切に応答することで恒常性を保っている。例えば，病原細菌やウイルスの侵入はパターン認識受容体であるToll様受容体等によって分子認識され，自然免疫系が発動する。これにならえば，食品因子も生体内分子に感知されることで生体に影響を及ぼすシグナル発動因子として捉えることができる。栄養素であるビタミン類や脂肪酸，アミノ酸等においては，生体内においてそれらと特異的に結合して作用発現を仲介する生体内標的分子が数多く同定されている。非栄養素である植物ポリフェノールも特定の分子に対する直接的な相互作用を介して生理作用を発現することが明らかにされつつあり，生体には食品因子を感知する仕組み（食品因子センシングシステム）が備わっていると考えることができる（図7-1）。最近では，そうした食品因子センシングを利用・応用することで，食品因子の機能性を増強できることが明らかにされており，本章で紹介する。

2. 緑茶カテキンEGCGセンシングとその機能性増強

(1) 緑茶カテキンEGCGセンサーとその発現調節

　緑茶の主要成分のカテキン類には，エピカテキン〔(-)-epicatechin：EC〕，

＊国立研究開発法人　農業・食品産業技術総合研究機構
＊＊九州大学大学院農学研究院

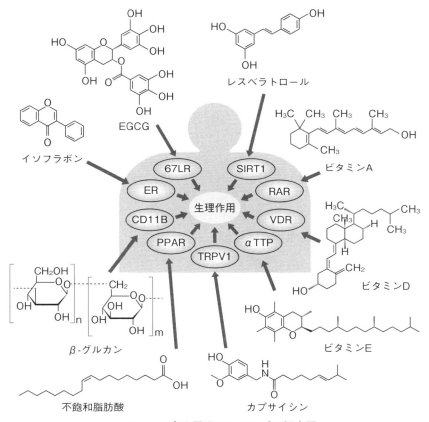

図7-1　食品因子センシングの概念図

生体には食品因子を感知する分子によって構成される食品因子センシングシステムが備わっており，食品因子は生体に感知されることで生理作用を発現する。

67LR：67kDa laminin receptor, ER：estrogen receptor, CD11B：cluster of differentiation molecule 11B, PPAR：peroxisome-proliferator activated receptor, TRPV1：transient receptor potential cation channel subfamily V member 1, αTTP：α-tocopherol transfer protein, VDR：vitamin D receptor, RAR：retinoic acid receptor, SIRT1：sirtuin 1.

エピガロカテキン〔(-)-epigallocatechin：EGC〕，エピカテキン-3-*O*-ガレート〔(-)-epicatechin-3-*O*-gallate：ECG〕，エピガロカテキン-3-*O*-ガレート〔(-)-epigallocatechin-3-*O*-gallate：EGCG〕がある（図7-2）。なかでも

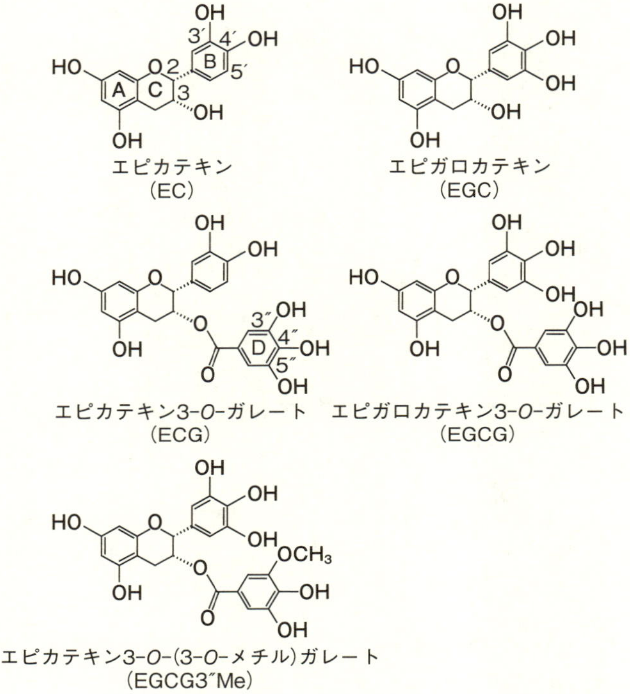

エピカテキン
(EC)

エピガロカテキン
(EGC)

エピカテキン3-O-ガレート
(ECG)

エピガロカテキン3-O-ガレート
(EGCG)

エピカテキン3-O-(3-O-メチル)ガレート
(EGCG3″Me)

図7-2　緑茶カテキンの構造式

EGCGは他のカテキンよりも強い生理活性を示すとともに，茶以外の植物には見いだされていない緑茶特有の成分である[1]。また，EGCGのメチル化体であるEGCG3″Me〔(-)-epigallocatechin-3-O-(3-O-methyl) gallate〕を含む茶品種である「べにふうき」の摂取による花粉症症状の改善効果などが報告され[2]，EGCGの生体調節保健作用およびそのメカニズムに関する研究が盛んに行われている。2004年，EGCGの生体センサー分子として細胞膜タンパク質である67kDa laminin receptor（67LR）が同定された[3]。67LRはラミニンに結合する細胞膜タンパク質としての報告があり，悪性度の高いがん細胞に高発現し，その増殖や転移等への関与が示されている[4]。また，病原性のプリオンタンパク質やSindbis virus, adeno-associated virus等のウイルスの受容体としての機

能が報告されている[5]。67LR発現をノックダウンしたメラノーマを移植したマウス腫瘍モデル実験では，EGCGの経口摂取による腫瘍成長抑制作用が67LRの発現抑制により完全に消失した[6]。したがって，67LRが生体内におけるEGCGの抗がん作用を仲介するレセプターであることが明らかとなった。EGCGセンサーとして67LRが発見された後，EGCGのさまざまな生理作用と67LRの関係について研究され，EGCGの抗がん作用，抗炎症作用，抗アレルギー作用，脂肪細胞機能調節作用，血管内皮細胞機能調節作用などといったさまざまな機能性に67LRが関与することが報告されている[7]。一方，EGCGと同様にガレート基を有する茶葉成分としてストリクチニンが知られている。ストリクチニンは抗アレルギー作用を有する機能性成分として同定された加水分解型タンニンであり[8]，細胞表面には結合するが，67LRが局在する脂質ラフトではなく，非ラフト領域に結合することから，67LRには結合しないことが考えられる[9]。したがって，EGCGの67LRとの結合には，ガレート基のみならずフラバン-3-オール構造の関与が示唆される。最近では，EGCGが67LRに特異的に結合する性質を利用し，67LRを高発現するがん細胞に抗がん剤を集積させて殺傷するドラッグデリバリーシステムも考案されている[10]。

　乳がん細胞表面上のEGCG結合量は活性型ビタミンA（all-*trans* retinoic acid：ATRA）の刺激により増加するという現象を契機に，ATRA処理により発現が増大する遺伝子のクローニングの結果としてEGCGセンサーである67LRは同定された。その後，ATRAはメラノーマに対しても67LR発現量を増加させること，さらにATRAと併用することによりEGCGの抗メラノーマ作用が増強することが示された[11]（図7-3）。したがって，センサー分子の発現量を増加させることで食品因子に対する感知力が増し，より効果的に食品因子の作用を享受できる可能性が示された。

(2) EGCGのシグナル伝達経路とその活性調節

　EGCGが67LRに結合した後の細胞内イベントは細胞ごとに異なる。多発性骨髄腫に対してEGCGは細胞致死活性を示すが，この作用においてEGCGは

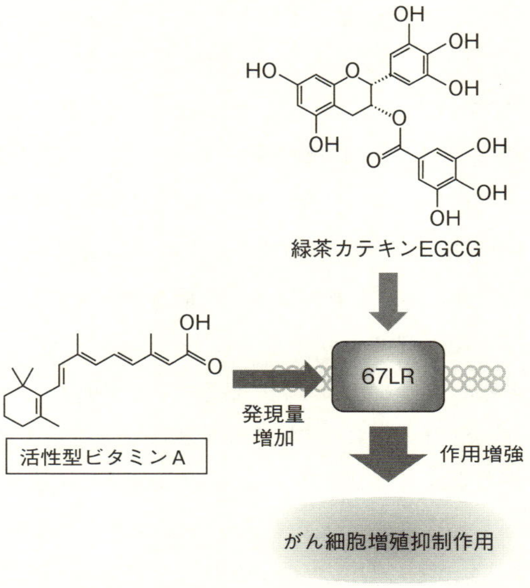

図7-3　活性型ビタミンAによる緑茶カテキンEGCGの作用増強
　活性型ビタミンAであるATRAは，EGCGセンサーである67LRの発現量を増加させることでEGCGのがん細胞増殖抑制作用を増強する。

　67LRを介してAktならびに内皮型一酸化窒素合成酵素（endothelial nitric oxide synthase：eNOS）を活性化することで一酸化窒素産生を誘導する。それに続いて，可溶性グアニル酸シクラーゼ（soluble guanylatecyclase：sGC）依存的にcGMP（cyclic guanosine monophosphate）産生を促進する。さらに，cGMPはプロテインキナーゼCδ（protein kinase C delta：PKCδ）ならびに酸性スフィンゴミエリナーゼ（acid sphingomyelinase：ASM）を活性化する。多くのがん細胞においては，cGMPの分解酵素の一種であるホスホジエステラーゼ5（phosphodiesterase 5：PDE5）が高発現しており，EGCGによるcGMP産生誘導を阻害している（図7-4）。勃起不全症治療薬として臨床的に用いられているPDE5阻害剤であるバルデナフィル（vardenafil）によりPDE5の働きを抑制すると，EGCGのがん細胞致死活性は顕著に増強する[12]。こうしたPDE5阻害剤によるEGCGの抗がん作用の増強は，EGCGに対する感受性が低い膵臓がん，

第7章 食品因子センシングの調節による食品因子の機能性増強 113

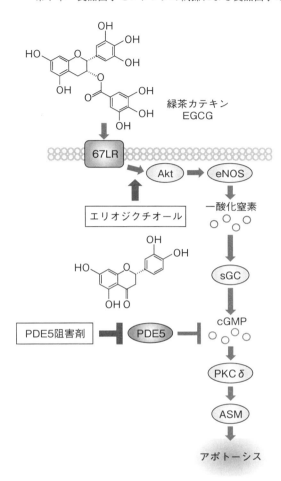

図7-4 EGCGのがん細胞致死誘導作用に関与するシグナル伝達経路とその調節
　PDE5はがん細胞において高発現するcGMP分解酵素であり，PDE5阻害剤であるバルデナフィルをEGCGと併用することでEGCGのがん細胞致死活性は著しく増強される。
　eNOS：endothelial nitric oxide synthase, sGC：soluble guanylate cyclase, cGMP：cyclic guanosine monophosphate, PKCδ：protein kinase C delta, ASM：acid sphingomyelinase, PDE5：phosphodiesterase 5.

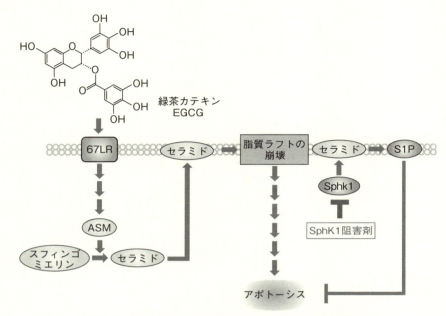

図7-5 EGCGのASM活性化を介した細胞致死誘導経路
ASMによって産生されるセラミド量を下方制御するSphK1の阻害はEGCGのがん細胞致死作用を増強する。
Sphk1：sphingosine kinase 1.

胃がん，乳がん，急性骨髄性白血病細胞においても観察された[13,14]。

EGCGシグナリングを担うASM活性化後のイベントとして注目すべき点は，細胞膜におけるセラミド量の増加と脂質ラフトの崩壊である。また，EGCGはEGF受容体やIGF受容体をはじめとするさまざまなチロシンキナーゼ受容体の活性化を阻害する。一方，ASMによって産生されるセラミド量を下方制御するスフィンゴシンキナーゼ（SphK1）が多発性骨髄腫や慢性リンパ性白血病において高発現しており，SphK1を阻害することでこれらのがん細胞に対するEGCGの致死作用は増強される（図7-5）[15,16]。

慢性リンパ性白血病については緑茶抽出物がヒト臨床試験において効果を発揮することが報告されているが，カテキン以外の関与成分については不明であった。43種類の緑茶品種において，その茶葉抽出物の多発性骨髄腫に対する

抗がん作用を指標として実施されたメタボリックプロファイリング解析により，関与成分としてエリオジクチオールが同定された[17]。カテキン生合成の中間代謝物であり柑橘類に多く含まれるエリオジクチオールは，67LR依存的な細胞致死誘導経路を担うAktの活性化を促進することでEGCGの抗がん作用を増強した（図7-4）。また，エリオジクチオールと緑茶の併用は脂質代謝異常や，筋萎縮，IgA産生においても相乗的な効果を示した[18]。

メラノーマに対するEGCGの増殖抑制作用には67LRを介したアデニル酸シクラーゼ（AC）/cAMP/プロテインキナーゼA（PKA）経路を介したプロテインホスファターゼ2A（PP2A）の活性化が関与している[19]。活性化されたPP2AはCPI-17（PKC-potentiated inhibitory protein of 17 kDa）を脱リン酸化することでミオシンホスファターゼを活性化し，がん抑制因子として知られるMerlinを活性化する。一方，PP2Aの阻害因子であるSet〔Su(var)3-9 enhancer-of-zeste trithorax〕はメラノーマにおいて高発現しており，PP2Aの働きを抑制している。Setの働きを阻害することでPP2Aが活性化されやすくなり，EGCGの抗メラノーマ作用は著しく増強された（図7-6）。

3. γ-トコトリエノールによるフラボノイドセンシング調節

脂溶性ビタミンであるビタミンEは4種のトコフェロール（α, β, γ, δ）と4種のトコトリエノール（α, β, γ, δ）から構成される。トコトリエノールは側鎖にトコフェロールにはない3つの二重結合を有し（図7-7），トコフェロールよりも強い生理活性を有することが報告されている[20]。トコトリエノールを豊富に含む食品としては米糠やパーム油が報告されており[21]，γ-トコトリエノールは4種の異性体のなかで最も多く食品中に存在する。トコトリエノールは強力な抗酸化作用[22]，コレステロール低下作用[23]，抗がん作用[24]，神経細胞保護作用[25]など多様な生理作用を有することが報告されており，近年

注目されている機能性食品因子である。

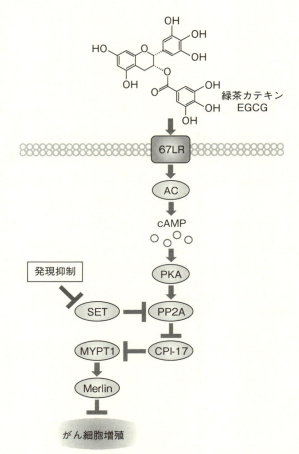

図7-6　EGCGのがん細胞増殖抑制作用におけるシグナル伝達経路
　PP2AはEGCGのがん細胞増殖抑制作用発現を担う重要なシグナル伝達因子である。PP2Aの阻害因子であるSETの発現を抑制すると，EGCGによるPP2A活性化が促進され，EGCGのがん細胞増殖抑制作用が増強する。
　AC：adenylatecyclase, cAMP：cyclic adenosine monophosphate, PKA：protein kinase A, PP2A：protein phosphatase 2A, MYPT1：myosin phosphatase target subunit 1, CPI-17：PKC-potentiated inhibitory protein of 17 kDa, SET：Su(var)3-9, enhancer of zeste, trithorax.

第7章　食品因子センシングの調節による食品因子の機能性増強

トコフェロール

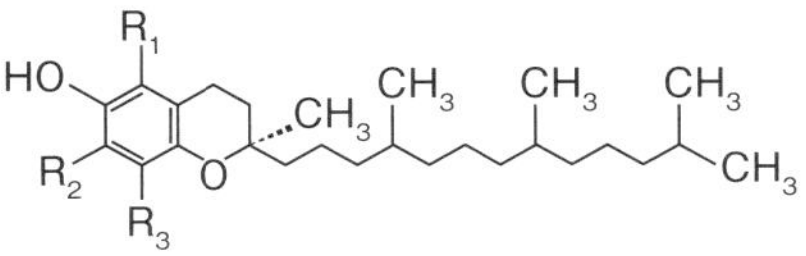

	R₁	R₂	R₃
α	CH₃	CH₃	CH₃
β	CH₃	H	CH₃
γ	H	CH₃	CH₃
δ	H	H	CH₃

トコトリエノール

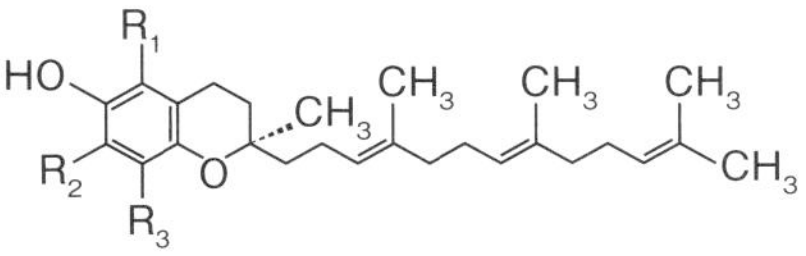

	R₁	R₂	R₃
α	CH₃	CH₃	CH₃
β	CH₃	H	CH₃
γ	H	CH₃	CH₃
δ	H	H	CH₃

図7-7　ビタミンEの構造式

　食品因子センシングにかかわる遺伝子（食品因子センシング関連遺伝子）の発現量を一斉に測定できるツールとして食品感受性評価チップが開発されている（三菱レイヨン㈱）。著者らはメラノーマ細胞の食品因子センシング関連遺伝子の発現に及ぼすγ-トコトリエノールの影響について食品感受性評価チップを用いて評価した。その結果，γ-トコトリエノールはトマトなどに含まれる機能性成分であるオスモチンの受容体として働くadiponectin receptor 1 (AdipoR1)，緑茶カテキンEGCGの受容体である67LR，フラボノイドと結合しセンサー的な役割を果たすaryl hydrocarbon receptor (AhR) の遺伝子発現量を増加させ，なかでもγ-トコトリエノールはAhRの発現量を最も増加させた[26]。AhRはbHLH-PASファミリーと呼ばれるグループに属する転写因子であり，リガンド依存的に活性化することでさまざまな遺伝子発現を誘導する。AhRは薬物代謝や解毒，神経形成，概日リズム，低酸素反応，ホルモン受容体機能など，さまざまな生理学的イベントに関連する多機能タンパク質である[27,28]。リガンドが結合したAhRは核内に移行し，AhR nuclear translocator (Arnt) タンパク質とヘテロダイマーを形成した後にDNA上の異物応答配列（xenobiotic responsive element：XRE）に結合し，標的遺伝子の転写を促進する。AhRの転写は基本転写因子であるspecificity protein 1 (Sp1) によって制御されることが報告されており[29]，γ-トコトリエノールはSp1を介してAhRの発現を増加す

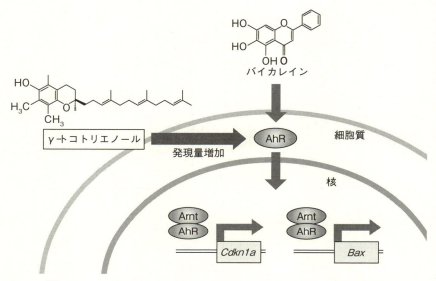

図7-8 γ-トコトリエノールによるフラボノイドセンシング調節
γ-トコトリエノールはフラボノイドセンサーであるAhRの発現を増加させることでバイカレインに対する感知力を向上させ，バイカレイン誘導性の抗がん因子の発現を増強する。

AhR：aryl hydrocarbon receptor, Arnt：AhR nuclear translocator, *Cdkn1a*：cyclin dependent kinase inhibitor 1A, *Bax*：BCL2 associated X, apoptosis regulator.

ることが明らかとなった。

　フラボノイド骨格を有する植物ポリフェノールはAhRのアゴニストあるいはアンタゴニストとして働く。なかでもコガネバナの根に存在するバイカレインはAhRの活性化作用を介して口腔がんに対する細胞周期静止作用を発現することから，AhRは異物認識センサー分子であると同時にバイカレインセンサー分子でもある[30]。メラノーマにおいてγ-トコトリエノールはAhRの発現を増加させるとともに，バイカレインの細胞増殖抑制作用およびバイカレインによって誘導される増殖抑制因子の遺伝子発現を著しく増強した（図7-8）。以上より，γ-トコトリエノールはバイカレインの感知力を増加させ，バイカレインのがん細胞増殖抑制作用を増強することが明らかとなった。

4. おわりに

　本章では，細胞が食品因子を感知し応答する際，センサー分子を起点とするシグナル伝達経路が作動することを紹介した。これまでは，食品因子の機能性を高めるための方策としては，主に食品因子を量的あるいは質的に調節する方法がとられてきたが，生体に備わっている食品因子センシングの調節が新たなアプローチになりうると期待される。すなわち，活性型ビタミンAやγ-トコトリエノールの研究に示されるように，センサー分子の発現量を増加させることが食品因子センシングを高める方法のひとつとして考えられる。また，EGCGシグナル伝達においてはPDE5，SphK1，SETといった分子が抵抗因子として働き，これら抵抗因子の活性を抑制することでEGCGの機能性を高めることができることが示された。したがって，食品因子の内在的なシグナル阻害機構の働きを解除することも食品因子の機能性を引き出すための有効な手段であることが考えられる。こうした食品因子センシングの分子機構が今後さらに解明され，それを基盤とする機能性増強戦略が新たな機能性食品の開発につながることを期待する。

文　献

1) 衛藤英男，伊勢村　譲，冨田　勲・他（編）：新版茶の機能．農文協，2013.
2) Maeda-Yamamoto M., Ema K. and Shibuichi I.：*In vitro* and *in vivo* antiallergic effects of "benifuuki" green tea containing *O*-methylated catechin and ginger extract enhancement. Cytetechnology, 2007；55；135-142.
3) Tachibana H., Koga K., Fujimura Y. et al.：A receptor for green tea polyphenol EGCG. Nat Struct Mol Biol, 2004；11；380.
4) Ménard S., Castronovo V., Tagliabue E. et al.：New insights into the metastasis-associated 67 kD laminin receptor. J Cell Biochem, 1997；67；155-165.
5) Nelson J., McFerran N. V., Pivato G. et al.：The 67 kDa laminin receptor：structure, function and role in disease. Biosci Rep, 2008；28；33-48.

6) Umeda D., Yano S., Yamada K. et al. : Green tea polyphenol epigallocatechin-3-gallate signaling pathway through 67-kDa laminin receptor. J Biol Chem, 2008 ; 283 ; 3050-3058.
7) Tachibana H. : Green tea polyphenol sensing. Proc Jpn Acad Ser B Phys Biol Sci, 2011 ; 87 ; 66-80.
8) Tachibana H., Kubo T., Miyase T. et al. : Identification of an inhibitor for interleukin 4-induced epsilon germline transcription and antigen-specific IgE production *in vivo*. Biochem Biophys Res Commun, 2001 ; 280 ; 53-60.
9) Kim Y.H., Ninomiya Y., Yamashita S. et al. : IL-4 receptor α in non-lipid rafts is the target molecule of strictinin in inhibiting STAT6 activation. Biochem Biophys Res Commun, 2014 ; 450 ; 824-830.
10) Shukla R., Chanda N., Zambre A. et al. : Laminin receptor specific therapeutic gold nanoparticles (198AuNP-EGCg) show efficacy in treating prostate cancer. Proc Natl Acad Sci USA, 2012 ; 109 ; 12426-12431.
11) Lee J. H., Kishikawa M., Yamada K. et al. : Vitamin A enhances antitumor effect of a green tea polyphenol on melanoma by upregulating the polyphenol sensing molecule 67-kDa laminin receptor. PLoS ONE, 2010 ; 5 ; e11051.
12) Kumazoe M., Sugihara K., Tsukamoto S. et al. : 67-kDa laminin receptor increases cGMP to induce cancer-selective apoptosis. J Clin Invest, 2013 ; 123 ; 787-799.
13) Kumazoe M., Kim Y., Bae J.H. et al. : Phosphodiesterase 5 inhibitor acts as a potent agent sensitizing acute myeloid leukemia cells to 67-kDa laminin receptor-dependent apoptosis. FEBS Lett, 2013 ; 587 ; 3052-3057.
14) Kumazoe M., Tsukamoto S., Lesnick C. et al. : Vardenafil, a clinically available phosphodiesterase inhibitor, potentiates the killing effect of EGCG on CLL cells. Br J Haematol, 2014 ; 168 ; 610-613.
15) Tsukamoto S., Huang Y., Kumazoe M. et al. : Sphingosine Kinase-1 Protects Multiple Myeloma from Apoptosis Driven by Cancer-Specific Inhibition of RTKs. Mol Cancer Ther, 2015 ; 14 ; 2303-2312.
16) Tsukamoto S., Kumazoe M., Huang Y. et al. : SphK1 inhibitor potentiates the anti-cancer effect of EGCG on leukaemia cells. Br J Haematol, 2016 ; doi : 10.1111/bjh. 14119.
17) Kumazoe M., Fujimura Y., Hidaka S. et al. : Metabolic profiling-based data-

mining for an effective chemical combination to induce apoptosis of cancer cells. Sci Rep, 2015 ; 5 ; 9474.
18) Yamashita M., Kumazoe M., Nakamura Y. et al. : The Combination of green tea extract and eriodictyol inhibited high-fat/high-sucrose diet-induced cholesterol upregulation accompanied by suppression of cholesterol synthesis enzymes. J Nutr Sci Vit, 2016 ; 62 ; 249-256.
19) Tsukamoto S., Huang Y., Umeda D. et al. : 67-kDa laminin receptor-dependent protein phosphatase 2A (PP2A) activation elicits melanoma-specific antitumor activity overcoming drug resistance. J Biol Chem, 2014 ; 289 ; 32671-32681.
20) Theriault A., Chao J.T., Gapor A. : Tocotrienol is the most effective vitamin E for reducing endothelial expression of adhesion molecules and adhesion tomonocytes. Atherosclerosis, 2002 ; 160 ; 21e30.
21) Qureshi A.A., Mo H., Packer L. et al. : Isolation and identification of novel tocotrienols from rice bran with hypocholesterolemic, antioxidant, and antitumor properties. J Agr Food Chem, 2000 ; 48 ; 3130-3140.
22) Serbinova E., Kagan V., Han D., et al. : Free radical recycling and intramembrane mobility in the antioxidant properties of alpha-tocopherol and alpha-tocotrienol. Free Radic Biol Med, 1991 ; 10 ; 263-275.
23) Qureshi A.A., Qureshi N., Wright J.J. et al. : Lowering of serum cholesterol in hypercholesterolemic humans by tocotrienols (palmvitee). Am JClin Nutr, 1991 ; 53 (4 Suppl.) ; 1021S-1026S.
24) Ling M.T., Luk S.U., Al-Ejeh F. et al. : Tocotrienol as a potential anticancer agent. Carcinogenesis, 2012 ; 33 ; 233-239.
25) Sen C.K., Khanna S., Roy S. et al. : Molecular basis of vitamin E action. Tocotrienol potently inhibits glutamate-induced pp60 (c-Src) kinase activation and death of HT neuronal cells. J Biol Chem, 2000 ; 275 ; 13049-13055.
26) Yamashita S., Baba K., Makio A. et al. : γ-Tocotrienol upregulates aryl hydrocarbon receptor expression and enhances the anticancer effect of baicalein. Biochem Biophys Res Commun, 2016 ; 473 ; 801-807.
27) Crews S.T. and Fan C.M. : Remembrance of things PAD : regulation of development by bHLH-PAS proteins. Curr Opin Genet Dev, 1999 ; 9 ; 580-587.
28) Schmidt J.V. and Bradfield C.A. : Ah receptor signaling pathways. Annu Rev Cell Dev Biol, 96 ; 12 ; 55-89.

29) Fitzgerald C.T., Nebert D.W. and Puga A. : Regulation of mouse Ah receptor (Ahr) gene basal expression by members of the Sp family of transcription factors. DNA Cell Biol, 1998 : 17 : 811-822.
30) Cheng Y.H., LiL.A. and Lin P. et al. : Baicalein induces G1 arrest in oral cancer cells by enhancing the degradation of cyclin D1 and activating AhR to decrease Rb phosphorylation, Toxicol Appl Pharmacol, 2012 ; 263360-263367.

第8章 抗肥満性ホルモンFGF21の転写制御と機能性食品成分

清水　誠*

1. はじめに

　肥満，糖尿病をはじめとする生活習慣病は，心疾患や脳血管疾患など重篤な疾患のリスクファクターである。これらを克服するためには生活習慣の改善が不可欠であるが，食文化の欧米化や移動手段の発達により現代社会はエネルギーを消費しにくい環境である。今後の医療費の膨大化を防ぐ意味でも，抗肥満効果を有する食品素材を積極的に取り入れ，「食」による肥満予防を提唱することが重要である。

　本章では，著者らの研究成果を交えながら抗肥満ホルモンFGF21の発現制御機構を中心に述べ，その機能と食品研究への展開についても紹介する。

2. 抗肥満性ホルモンFGF21

　線維芽細胞増殖因子（fibroblast growth factor：FGF）は，ヒトでは22種類存在する分泌性タンパク質である。多くのFGFがその受容体を介してパラクライン・オートクライン様に機能し，生理活性を発揮する。一方，FGF19（げっ歯類ではFGF15），FGF21，FGF23の3つは単独ではFGF受容体に結合できず，コファクタータンパク質であるKlotho（α Klotho, β Klotho）との共存在下で細胞内へのシグナル伝達が可能となる。Klothoの発現は組織選択的であるため，FGF19/21/23はホルモン様に機能する。このことから，FGF19/21/23は内分

＊東京大学大学院農学生命科学研究科

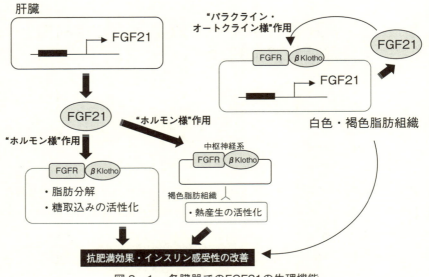

図8-1 各臓器でのFGF21の生理機能

泌型FGFとも称される。

FGF21は肝臓で高発現し[1]，血中に分泌された後にβKlothoが発現する標的臓器（白色脂肪組織，褐色脂肪組織，中枢神経系）に作用する（図8-1）。白色脂肪組織において，FGF21は脂肪分解酵素であるhormone sensitive lipase（HSL）やadipose triglyceride lipase（ATGL）の発現亢進を介して脂肪分解を活性化する[2]。この作用は，後述する絶食時の脂肪酸代謝で重要である。また，FGF21はグルコース輸送体glucose transporter 1（GLUT1）の発現亢進を介して糖取込みを活性化し，インスリン感受性を改善する[3,4]。

肝臓以外の組織では，白色・褐色脂肪組織でFGF21の発現が報告されている。脂肪組織に発現するFGF21はパラクライン・オートクライン様にも作用する[5-7]。抗糖尿病薬であるチアゾリジンジオン（thiazolidinedione：TZD）誘導体は白色脂肪組織のFGF21の発現を亢進する。分泌されたFGF21タンパク質はパラクライン・オートクライン様に白色脂肪細胞に作用し，核内受容体peroxisome proliferator-activated receptor γ（PPARγ）を活性化し，TZD

によるインスリン感受性の改善に重要な役割を担っている[5]。

βKlothoは脳視床下部でも発現し，FGF21は血液-脳関門（blood-brain-barrier）を通過し視床下部に作用する[8,9]。FGF21タンパク質の脳内注射により，肥満マウスのエネルギー消費の亢進やインスリン感受性の改善がみられる。興味深いことに，βKlothoの脳特異的欠損マウスはケトン体合成などの代謝亢進効果がみられないことから，FGF21の生理機能の多くは脳を介する可能性が示唆された[8]。

エネルギー代謝に加えて，FGF21はアンチエイジング効果を有する。FGF21のトランスジェニックマウスは，野生型マウスと比較して摂食量は変化せず，寿命のみが約30％延伸することが報告されている[10]。

以上のように，FGF21は抗肥満作用やインスリン感受性の改善作用など生活習慣病に対して有益な生理作用を有する（図8-1）。このことから，FGF21は抗肥満・抗糖尿病薬の標的として注目されており，アナログ[11]や抗体開発[12]などさまざまな開発が活発に行われている。

3．FGF21の転写制御機構

（1）核内受容体によるFGF21の転写制御

peroxisome proliferator-activated receptor α（PPARα）は肝臓に高発現し，脂肪酸や高脂血症薬フィブレート類により活性化される核内受容体である。PPARαは，脂肪酸β酸化系の酵素を標的遺伝子とし，絶食時の脂肪酸代謝に重要な役割を担っている。FGF21の発現はPPARα依存的に絶食やPPARαリガンドにより亢進し，プロモーター上に2つのPPAR結合配列が存在することが報告された[2,13]。絶食時，肝臓では白色脂肪組織から運ばれた脂肪酸を用いて，末梢組織のエネルギー源となるケトン体を合成する。それまではカテコールアミンによる脂肪分解が重要と考えられていたが，FGF21は肝臓からの絶食シグナルを脂肪組織へ伝える重要なヘパトカイン（hepatokine）である

ことが明らかとなった。

この他，FGF21はグルココルチコイド受容体[14]など複数の核内受容体による発現制御を受けることが報告されている。

(2) ストレスによるFGF21の転写制御

著者らは，もうひとつの内分泌型FGFであるFGF19の研究から，小胞体ストレスによるFGF19の新たな発現制御機構を見いだした[15]。小胞体ストレスは折り畳みが不十分なタンパク質（ミスフォールディングタンパク質）が過剰になった際にみられる現象である。FGF19とFGF21はともに内分泌型FGFであり，かつ核内受容体による発現制御を受けるため，FGF21の小胞体ストレスによる発現調節の可能性を考えた。ヒト培養肝細胞やラット初代培養細胞に小胞体ストレス誘導剤を添加し，mRNAを解析した結果，FGF21の発現が著明に増加することを見いだした。FGF21遺伝子のプロモーター領域を解析した結果，小胞体ストレスで活性化される転写因子activating transcription factor 4（ATF4）の結合配列amino acid-response element（AARE）を同定した（図8-2）。他の複数のグループからも同様の報告がなされた[16-19]。興味深いことに，FGF19を含む多くのATF4標的遺伝子のプロモーター領域にはAAREが1か所であるが，FGF21では3か所存在することを見いだした[20]。このことから，FGF21はATF4の活性化に非常に鋭敏に応答する遺伝子であることが考えられた。またATF4は小胞体ストレスと同様に，酸化ストレスやアミノ酸インバランスでも翻訳制御因子eukaryotic translation initiation factor 2α（eIF2α）のリン酸化を介して活性化されるが，FGF21の発現はいずれの刺激でも亢進することを見いだした[21]（図8-2）。

小胞体ストレスはATF4の他に転写因子X-box binding protein 1（XBP1）を活性化する。XBP1も同様に小胞体ストレスによるFGF21の発現誘導への関与が報告された[22]。しかしながら，XBP1の結合配列が動物種間で異なること，ヒトFGF21遺伝子ではXBP1によるプロモーターの活性化がみられないこと[20]から，さらなる検証が必要である。

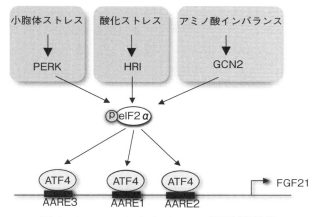

図 8-2　ATF4によるFGF21の転写制御機構

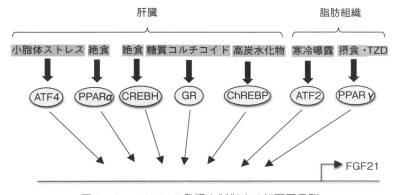

図 8-3　FGF21の発現を制御する転写因子群

(3) その他の転写因子による発現制御

上記の転写因子の他にも，FGF21の発現制御因子が複数報告されている（図8-3）。

転写因子cyclic AMP responsive element-binding protein H, CREB3L3 (CREBH) は絶食時に発現が増加し，FGF21の発現を制御することが報告されている[23, 24]。絶食とは相対的に，高炭水化物食の摂取時に，糖で活性化される

転写因子carbohydrate response element-binding protein（ChREBP）を介してFGF21の発現が増加する[25, 26]。また白色脂肪組織では、再摂食時に核内受容体PPARγによりFGF21の発現が亢進する。さらに褐色脂肪組織では、寒冷曝露により転写因子activating transcription factor 2（ATF2）を介してFGF21の発現が亢進する[7]。このようにFGF21は絶食やストレス時のみならず、実にさまざまな状況下で発現が亢進する。

4. FGF21と機能性食品成分

ここまで紹介したように、FGF21の遺伝子発現は多くの転写因子による制御を受ける（図8-3）。このため、各転写因子を標的とした食品成分にはFGF21を介した抗肥満効果が期待される。

著者らは、ATF4-FGF21経路の発見から、ATF4を標的とした食品研究を現在行っている。大豆タンパク質の約20％を占めるβ-コングリシニンに関する研究から、ATF4-FGF21経路を介した抗肥満効果を発見した[27]。β-コングリシニンによる抗肥満効果は広く知られていたが、その作用機序の多くは不明であった。野生型マウスにβ-コングリシニンを含む餌を与えた肝臓サンプルを用いて、DNAマイクロアレイによる網羅的な遺伝子発現解析を行った。その結果、コントロール食（カゼイン食）と比較して、FGF21の発現がβ-コングリシニンにより著明に誘導することを見いだした。興味深いことに、β-コングリシニンで大きく発現が増加する多くがATF4の標的遺伝子であった。ドミナントネガティブ体を用いた実験の結果、β-コングリシニンはATF4を介してFGF21の発現を制御することが示された。ATF4はアミノ酸インバランスによっても活性化されるが、β-コングリシニン摂取により門脈中のメチオニン濃度のインバランスがみられた。また、β-コングリシニンを含む高脂肪食を用いた動物実験の結果、FGF21欠損マウスではβ-コングリシニンによる抗肥満効果が著明に低下した。以上の結果から、β-コングリシニンはメチオニンインバランス-ATF4-FGF21経路を介して抗肥満効果を有することを明らかに

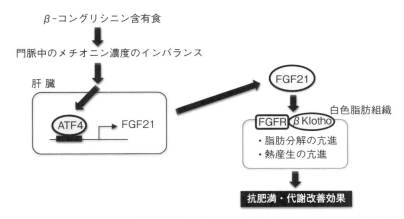

図8-4　ATF4-FGF21経路を介したβ-コングリシニンによる抗肥満効果

した（図8-4）。この他に，著者らは食品成分ライブラリーを用いたATF4を活性化する機能性食品成分のスクリーニング実験を進めている。ATF4を活性化する食品成分の報告はまだ少なく，今後のATF4-FGF21経路を活性化する食品成分のさらなる発見が期待される。

他のFGF21発現制御因子では，核内受容体PPARを活性化する食品成分が複数報告されている[28]。このなかでは共役リノール酸（CLA）によるPPARαを介したFGF21の発現亢進が報告されている[29]。その他のPPARα活性化食品成分にもPPAR活性化が認められているため，FGF21の発現亢進による抗肥満効果の可能性が考えられる。他の制御因子に関しても，FGF21の発現亢進を標的とする活性化食品成分の同定に期待したい。

5．おわりに

本章では，FGF21の遺伝子発現制御を中心に，その機能と食品成分への展開に関して紹介した。FGF21の遺伝子発現は実に多くの転写因子により制御されている。このことを利用して，各発現制御因子を標的とした機能性食品成分の開発は「食」による抗肥満効果へつながることが期待される。

一方,FGF21は分泌性タンパク質であるため,転写,翻訳,分泌,分泌後の安定性のすべての工程が生理機能発揮に不可欠であるが,転写以外のFGF21の制御に関してはほとんど報告されていない。FGF21タンパク質の半減期は短いことが知られているが,Sonodaらのグループから,その安定性制御に関する興味深い報告[30]があり,転写以外の経路を標的とした食品研究も今後期待される。

　FGF21は抗肥満薬の標的分子として注目されており,製薬会社による開発が活発である。一方,FGF21を標的とした食品成分の研究はまだ少ない。超高齢社会に突入しているわが国は,医療・介護費の膨大化が深刻な問題である。抗肥満性の機能性食品成分を積極的に取り入れ,「食」による健康増進は医療費削減の観点からも重要である。今後,FGF21を含む抗肥満因子を活性化する食品機能の研究の発展が期待される。

文　献

1) Nishimura T., Nakatake Y., Konishi M. et al.: Identification of a novel FGF, FGF-21, preferentially expressed in the liver. Biochim Biophys Acta, 2000 ; 1492 : 203-206.
2) Inagaki T., Dutchak P., Zhao G. et al.: Endocrine regulation of the fasting response by PPARalpha-mediated induction of fibroblast growth factor 21. Cell Metab, 2007 ; 5 : 415-425.
3) Kharitonenkov A., Shiyanova T.L., Koester A. et al.: FGF-21 as a novel metabolic regulator. J Clin Invest, 2005 ; 115 : 1627-1635.
4) Ogawa Y., Kurosu H., Yamamoto M. et al.: BetaKlotho is required for metabolic activity of fibroblast growth factor 21. Proc Natl Acad Sci USA, 2007 ; 104 : 7432-7437.
5) Dutchak P.A., Katafuchi T., Bookout A.L. et al.: Fibroblast growth factor-21 regulates PPARγ activity and the antidiabetic actions of thiazolidinediones. Cell, 2012 ; 148 : 556-567.
6) Fisher F.M., Kleiner S., Douris N. et al.: FGF21 regulates PGC-1α and browning of white adipose tissues in adaptive thermogenesis. Genes Dev,

2012；26；271-281.
7) Hondares E., Iglesias R., Giralt A. et al.：Thermogenic activation induces FGF21 expression and release in brown adipose tissue. J Biol Chem, 2011；286；12983-12990.
8) Owen B.M., Ding X., Morgan D.A. et al.：FGF21 acts centrally to induce sympathetic nerve activity, energy expenditure, and weight loss. Cell Metab, 2014；20；670-677.
9) Sarruf D.A., Thaler J.P., Morton G.J. et al.：Fibroblast growth factor 21 action in the brain increases energy expenditure and insulin sensitivity in obese rats. Diabetes, 2010；59；1817-1824.
10) Zhang Y., Xie Y., Berglund E.D. et al.：The starvation hormone, fibroblast growth factor-21, extends lifespan in mice. Elife, 2012；1；e00065.
11) Gaich G., Chien J.Y., Fu H. et al.：The effects of LY2405319, an FGF21 analog, in obese human subjects with type 2 diabetes. Cell Metab, 2013；18；333-340.
12) Kolumam G., Chen M.Z., Tong R. et al.：Sustained Brown Fat Stimulation and Insulin Sensitization by a Humanized Bispecific Antibody Agonist for Fibroblast Growth Factor Receptor 1/β Klotho Complex. EBioMedicine, 2015；2；730-743.
13) Badman M.K., Pissios P., Kennedy A.R. et al.：Hepatic fibroblast growth factor 21 is regulated by PPARalpha and is a key mediator of hepatic lipid metabolism in ketotic states. Cell Metab, 2007；5；426-437.
14) Patel R., Bookout A.L., Magomedova L. et al.：Glucocorticoids regulate the metabolic hormone FGF21 in a feed-forward loop. Mol Endocrinol, 2015；29；213-223.
15) Shimizu M., Li J., Maruyama R. et al.：FGF19 (fibroblast growth factor 19) as a novel target gene for activating transcription factor 4 in response to endoplasmic reticulum stress. Biochem J, 2013；450；221-229.
16) De Sousa-Coelho A.L., Marrero P.F. and Haro D.：Activating transcription factor 4-dependent induction of FGF21 during amino acid deprivation. Biochem J, 2012；443；165-171.
17) Kim K.H., Jeong Y.T., Oh H. et al.：Autophagy deficiency leads to protection from obesity and insulin resistance by inducing Fgf21 as a mitokine. Nat Med, 2013；19；83-92.

18) Schaap F.G., Kremer A.E., Lamers W.H. et al. : Fibroblast growth factor 21 is induced by endoplasmic reticulum stress. Biochimie, 2013 ; 95 ; 692-699.
19) Wan X.S., Lu X.H., Xiao Y.C. et al. : ATF4- and CHOP-dependent induction of FGF21 through endoplasmic reticulum stress. Biomed Res Int, 2014 ; 2014 ; 807874.
20) Maruyama R., Shimizu M., Li J. et al. : Fibroblast growth factor 21 induction by activating transcription factor 4 is regulated through three amino acid response elements in its promoter region. Biosci Biotechnol Biochem, 2016 ; 80 ; 929-934.
21) Shimizu M., Morimoto H., Maruyama R. et al. : Selective Regulation of FGF19 and FGF21 Expression by Cellular and Nutritional Stress. J Nutr Sci Vitaminol (Tokyo), 2015 ; 61 ; 154-160.
22) Jiang S., Yan C., Fang Q.C. et al. : Fibroblast growth factor 21 is regulated by the IRE1 α -XBP1 branch of the unfolded protein response and counteracts endoplasmic reticulum stress-induced hepatic steatosis. J Biol Chem, 2014 ; 289 ; 29751-29765.
23) Lee J.H., Giannikopoulos P., Duncan S.A. et al. : The transcription factor cyclic AMP-responsive element-binding protein H regulates triglyceride metabolism. Nat Med, 2011 ; 17 ; 812-815.
24) Nakagawa Y., Satoh A., Yabe S. et al. : Hepatic CREB3L3 controls whole-body energy homeostasis and improves obesity and diabetes. Endocrinology, 2014 ; 155 ; 4706-4719.
25) Uebanso T., Taketani Y., Yamamoto H. et al. : Paradoxical regulation of human FGF21 by both fasting and feeding signals : is FGF21 a nutritional adaptation factor? PLoS ONE, 2011 ; 6 ; e22976.
26) Ma L., Robinson L.N. and Towle H.C. : ChREBP*Mlx is the principal mediator of glucose-induced gene expression in the liver. J Biol Chem, 2006 ; 281 ; 28721-28730.
27) Hashidume T., Kato A., Tanaka T. et al. : Single ingestion of soy β -conglycinin induces increased postprandial circulating FGF21 levels exerting beneficial health effects. Sci Rep, 2016 ; 6 ; 28183.
28) Goto T., Takahashi N. and Kawada T. : Food Components Modulate Obesity and Energy Metabolism via the Transcriptional Regulation of Lipid-Sensing

Nuclear Receptors. J Nutr Sci Vitaminol (Tokyo), 2015；61 (Suppl.)：S128-S130.
29) Yu J., Yu B., Jiang H. et al.：Conjugated linoleic acid induces hepatic expression of fibroblast growth factor 21 through PPAR-α. Br J Nutr, 2012；107；461-465.
30) Dunshee D.R., Bainbridge T.W., Kljavin N.M. et al.：Fibroblast Activation Protein Cleaves and Inactivates Fibroblast Growth Factor 21. J Biol Chem, 2016；291；5986-5996.

第9章 リポタンパク質受容体ファミリーを介する生体恒常性の維持機構

佐伯　茂*，出口美輪子*，金　東浩*

1．はじめに

　高齢化が加速する現代社会において，生活習慣病は万人に起こりうる疾病であり，その発症を抑制する方策を探ることは喫緊の課題である．食生活を含めた生活習慣の改善は，生活習慣病の発症を遅らせる，あるいは進行を抑えると期待される．しかし，健康な食生活を構築するには，生活習慣病の発症にかかわる分子機構を把握する必要がある．

　食事として摂取したコレステロールや体内で合成されたコレステロールは，血液中で主に低密度リポタンパク質（low density lipoprotein：LDL）として体内を循環し，LDL受容体を介して細胞に取り込まれる．LDL受容体は，コレステロール代謝の恒常性を維持するセンサーとして機能し，その異常は高コレステロール血症（家族性高コレステロール血症）を誘発する．テキサス大学サウスウエスタンメディカルセンターのGoldstein博士とBrown博士によるLDL受容体の発見とLDL代謝機構の解明は，彼らにノーベル生理医学賞をもたらしたのみならず，動脈硬化症に対する画期的な治療戦略を生み出し，分子遺伝学的解析法がヒトの疾患の臨床所見を説明するうえで非常に有益なツールとなることを証明した点で先駆的研究である[1]．

　ところで，リポタンパク質には，比重（密度）の違いにより，LDL以外にカイロミクロン，超低密度リポタンパク質（very low density lipoprotein：VLDL），中間密度リポタンパク質（intermediate density lipoprotein：IDL），高

---

*大阪市立大学大学院生活科学研究科

密度リポタンパク質（high density lipoprotein：HDL）が存在する．そのため，LDL受容体の発見以降，LDL以外のリポタンパク質に対する受容体の発見を目指した研究が世界各国で勢力的に進められ，LDL受容体に特徴的なドメインを有する複数の受容体が発見された．当然ながら，これらのリポタンパク質受容体ファミリーもLDL受容体と同様に，リポタンパク質代謝に関与すると期待されたが，実際にはそうではなかった．LDL受容体以外の受容体は，アルツハイマー病，神経発達，リーリン（Reelin）やWntのシグナル伝達，骨代謝，セレン代謝など，予想外に広範囲の生命現象に関与することが明らかにされ，リポタンパク質受容体の概念が大きく変わろうとしている．そこで，本章では，LDL受容体を介するリポタンパク質代謝の概略を説明した後，その他の代表的なリポタンパク質受容体ファミリーの機能について述べてみたい．

2．リポタンパク質代謝

（1）低密度リポタンパク質受容体の発見

　リポタンパク質受容体ファミリーには，LDL受容体以外に複数のものが存在するが（図9-1），これらのうちリポタンパク質代謝に明確に関与するものはLDL受容体だけである．LDL受容体は，上述のGoldstein博士とBrown博士らが，家族性高コレステロール血症の発症機構を解明する過程で，家族性高コレステロール血症患者の皮膚線維芽細胞を用いた実験により発見したリポタンパク質受容体である[1,2]．LDL受容体は，分子量16万，839個のアミノ酸から成る糖タンパク質で，アミノ末端から順に，リガンド結合ドメイン，EGF（上皮成長因子）前駆体相同ドメイン，O-結合糖ドメイン，細胞膜ドメイン，細胞質内ドメインの5つのドメインから構成されている（図9-1）．LDL受容体の遺伝子異常には，①LDL受容体の生合成の異常，②LDL受容体の細胞内輸送の異常，③リガンド結合の異常，④エンドサイトーシスの異常，⑤LDL受容体のリサイクリングの異常，の5つの表現型が存在する．LDL受容体に遺伝的に異常を有

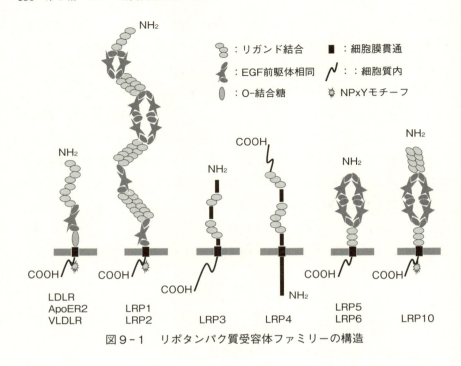

図9-1　リポタンパク質受容体ファミリーの構造

する家族性高コレステロール血症は，対立遺伝子の片方に異常があっても発症する常染色体優勢の遺伝病である。ヘテロ接合体の出現頻度は500人に1人，ホモ接合体の出現頻度は100万人に1人である。LDL受容体に異常があると，LDLは細胞に取り込まれずに血液中に異常蓄積して高コレステロール血症を引き起こす。ヘテロ接合体の家族性高コレステロール血症患者のLDL濃度は健常人に比べ約2～3倍，ホモ接合体の家族性高コレステロール血症患者のLDL濃度は健常人に比べ約6倍高い。高コレステロール血症は黄色腫や粥状動脈硬化を誘導し，最終的に心筋梗塞を発症させる。

(2) 低密度リポタンパク質受容体を介するエンドサイトーシス

　食事から摂取したコレステロールや肝臓で合成されたコレステロールは，VLDLに組み込まれて血液中に放出される。VLDLは，毛細血管内皮表面に存

在するリポタンパク質リパーゼによってトリアシルグリセロールが加水分解されてIDLとなり，次いで，肝性リパーゼによってLDLに代謝される。LDLは，細胞膜上に存在するLDL受容体を介して細胞内へエンドサイトーシスされ，末梢組織にコレステロールを供給する。肝臓から末梢組織に至るリポタンパク質の代謝経路は，リポタンパク質の内因性経路と呼ばれている。

LDL受容体は，ほぼすべての組織の細胞膜上に存在し，ApoB100とApoEをリガンドとする。LDL受容体がLDLを結合するとクラスターを形成し，そのクラスターの細胞質側にクラスリンタンパク質が集合すると平面状の被覆ピット（coated pit：コーテッドピット）が形成される。被覆ピットは，球状に変形した被覆小胞（coated vesicle：コーテッドベシクル）となり，細胞膜から陥没し，エンドソームに移行する。エンドソーム内部はプロトンポンプによって酸性に保たれているために，pH依存的にLDLとLDL受容体が解離する。解離したLDLはリソソームに運ばれて分解され，コレステロールが細胞内に供給される。一方，解離したLDL受容体は，リサイクリングベシクルを形成して迅速に細胞膜に移行し，数百回も繰り返してエンドサイトーシスに再利用される。ちなみに，鉄結合タンパク質（トランスフェリン），インスリン，糖タンパク質などの高分子も，類似の受容体依存性エンドサイトーシスによって細胞内に取り込まれる。

(3) SREBPによる制御

LDL受容体を介してコレステロールが細胞内に十分供給されると，LDL受容体とHMG-CoA還元酵素の遺伝子の転写が抑制され，細胞内のコレステロールプールが一定に保たれる。LDL受容体とHMG-CoA還元酵素の遺伝子のプロモーターにはステロール調節エレメント（sterol regulatory element：SRE）が存在し，SRE-binding protein（SREBP）によって転写調節が行われる。SREBPは，1993年にGoldstein博士とBrown博士によって発見された転写因子であり，従来の転写因子とは異なり小胞体膜上に存在するというユニークな特徴を有し，小胞体膜結合性転写因子としては初めての例であった[3-5]。SREBP

は，小胞体膜上でSREBP cleavage-activating protein（SCAP）と二量体を形成して存在している。細胞内にコレステロール量が十分存在する時には，SREBP-SCAP複合体はさらに別の小胞体膜タンパク質であるinsulin inducing gene（INSIG）と三量体を形成して小胞体膜に留まっている。一方，コレステロール量が不足する時には，SREBP-SCAP複合体は，小胞体膜上でINSIGと三量体を形成せずに，coat protein complexⅡ（COPⅡ）と呼ばれるSec23/24複合体とCOPⅡ小胞を形成して，小胞体膜からゴルジ体に移行する。ゴルジ体には，SREBP-SCAP複合体のSREBP部分を切断するプロテアーゼであるsite-1 protease（S1P）とsite-2 protease（S2P）が存在し，これらの酵素によってSREBPは連続的にプロセシングされてゴルジ体から核内に移行する。核内に移行した活性型SREBPは，LDL受容体とHMG-CoA還元酵素の遺伝子のプロモーターに結合し，これらの遺伝子発現を亢進させることにより細胞内のコレステロール量を増加させる。

　小胞体膜結合性転写因子の2例目となる転写因子activating transcription factor 6（ATF6）が，1998年に発見されている[6]。ATF6は，小胞体ストレス応答に関与する転写因子である。小胞体ストレスはタンパク質のフォールディング異常を誘導するが，この異常タンパク質を修復するために小胞体シャペロンの転写が誘導され，小胞体膜に存在するATF6はその転写因子として機能する。驚くべきことに，SREBPのプロセシングに関与するS1PとS2PがATF6のプロセシングにも関与し，活性化ATF6が核内に移行して遺伝子発現を制御することが明らかになっている[7]。これらの知見は，コレステロール代謝と小胞体ストレス応答とが密接につながっていることを示唆する。事実，ATF6はSREBPによる転写活性を抑制し，LDL受容体やHMG-CoA還元酵素の遺伝子発現を抑制することが報告されている[8]。

3. 神経細胞の制御

(1) 脳に発現するリポタンパク質受容体

著者らが発見したApoE受容体2（ApoER2）やVLDL受容体の構造は，LDL受容体と極めて類似し，リガンド結合ドメイン，EGF前駆体相同ドメイン，O-結合糖ドメイン，細胞膜ドメイン，細胞質内ドメインの5つのドメインの相同性は高く保存されている[9-11]。しかも，この2つの受容体には，LDL受容体のリガンド結合部位であるSDE配列がほぼ完全に保存され，コーテッドピットへの局在に重要であるLDL受容体の細胞質内ドメインのFDNPVY配列も完全に保存されている。これらのことより，VLDL受容体とApoE受容体2もコーテッドピットに局在し，LDL受容体と同様にApoB100，ApoEを結合すると予想された。しかし，VLDL受容体とApoE受容体2はApoB100を認識せず，ApoEのみを認識する。さらに，LDL受容体が脳を除く全身の臓器に広く発現するのに対して，VLDL受容体は脳，骨格筋，心臓に発現し，ApoE受容体2は脳と精巣に高発現する。したがって，VLDL受容体は脳，骨格筋，心臓での脂質代謝に，ApoE受容体2は脳と精巣での脂質代謝に関与すると期待された。しかし，VLDL受容体ノックアウトマウスやApoE受容体2ノックアウトマウスには，明確な脂質代謝異常が現れなかった。実は，VLDL受容体とApoE受容体2は脂質代謝にほとんど関与せず，神経細胞を制御するという予想外の機能が明らかとなり，リポタンパク質受容体ファミリーの概念が大きく変わることとなった。

(2) アルツハイマー病

神経細胞が存在する脳は，全身の臓器のなかで最もコレステロール含有量が多い組織であるが，血液-脳関門が存在するため，他の臓器からコレステロールが供給されることはない。血液中にはカイロミクロン，VLDL，IDL，

LDL, HDLが存在するが、中枢神経にはHDLのみが存在する[12]。アストロサイトで合成・分泌されたApoEがHDLを形成し、ApoEを認識するリポタンパク質受容体を介して神経細胞内に取り込まれる。ApoEは神経組織の修復に関与し、アルツハイマー病患者の老人斑や神経原線維変化に沈着している。アルツハイマー病は、アミロイドβペプチドが過剰に蓄積して老人斑を形成し、アミロイドβペプチドが神経細胞毒性を示すことによって発症するという、「アミロイドカスケード仮説」が現在のところ最も支持されている[13]。ApoEには主要な3つのアイソフォーム（ApoE2, ApoE3, ApoE4）があり、それぞれ3つの対立遺伝子ε2, ε3, ε4が存在する。これらのアイソフォームには112番目と158番目のアミノ酸に違いがあり、ApoE2ではシステイン/システイン、ApoE3ではシステイン/アルギニン、ApoE4ではアルギニン/アルギニンとなっており、このアミノ酸の違いによってアミロイドβペプチドやリポタンパク質受容体に対する親和性が異なることが示されている。ApoE3が正常型であり、ApoE4が晩発性、家族性あるいは孤発性アルツハイマー病の危険因子と考えられている[14]。対立遺伝子ε4の頻度が高いほど、アルツハイマー病の発症率が増加し、発症時期が若年化することが報告されている[14]。

　アルツハイマー病患者の脳組織を抗ApoE抗体と抗VLDL受容体抗体で免疫組織化学染色すると、抗ApoE抗体で染まる老人斑は抗VLDL受容体抗体でも染まる[15]。したがって、アルツハイマー病の老人斑にはVLDL受容体が発現し、ApoEが取り込まれていることがわかる。ヒトのVLDL受容体遺伝子の5′非翻訳領域には、3塩基（CGG）の繰返し配列が存在し、その繰返し配列を5回持つ対立遺伝子と8回持つ対立遺伝子が存在する[9]。アルツハイマー病患者と健常人で対立遺伝子の頻度を比較すると、5回の繰返し配列を持つ対立遺伝子の頻度がアルツハイマー病患者で高い[16]。このようなVLDL受容体遺伝子多型とApoE遺伝子多型とに相関が認められている。同様に、ヒトのApoE受容体2遺伝子の5′非翻訳領域にも、3塩基（CGG）の繰返し配列の数が異なる対立遺伝子が存在することが示されている。

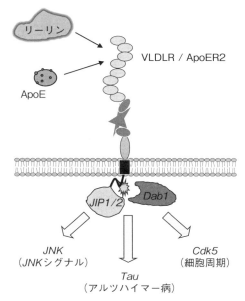

図9-2　VLDL受容体とApoE受容体2を介するリーリンのシグナル伝達

(3) リーリン受容体

　VLDL受容体またはApoE受容体2ノックアウトマウスは，明確な脂質代謝異常を示さなかったと述べたが，その後，VLDL受容体とApoE受容体2の両方を欠損するダブルノックアウトマウスが作製された[17]。このダブルノックアウトマウスは千鳥足（reeling gait）で歩き，脳の細胞構造に多くの異常が認められる。このような表現型は，千鳥足で歩くことからリーラー（reeler）マウスと名づけられた自然発症マウスの表現型と同じであった。リーラーマウスでは，運動機能を制御する小脳が萎縮し，大脳皮質の神経細胞の配置に異常が認められる。リーラーマウスの原因遺伝子としてリーリンが同定されていたが，そのシグナルを細胞内に伝達する受容体がVLDL受容体とApoE受容体2であるという発見は衝撃的であった（図9-2）。リーリンは分子量400kDaを超える巨大な分泌タンパク質であり，脊椎動物にのみ存在し，ショウジョウバエや線虫

には存在せず，相同性を有するファミリーを形成しない。リーリンがVLDL受容体とApoE受容体2に結合すると，これらの細胞質ドメインのNPxY配列に，Dab1のリン酸化チロシン結合ドメインが結合し，チロシンリン酸化が誘導される。Dab1は神経細胞の移動と配置に必須であり，Dab1ノックアウトマウスはリーラーマウスと同じ表現型を示す。したがって，ApoE受容体2/VLDL受容体を介するDab1のチロシンリン酸化が，神経細胞の形態形成に必要であると考えることができる。

　ヒトにおいてもリーリン欠損症が報告されており，リーリンの欠損が滑脳症の原因のひとつにあげられている[18]。滑脳症とは，大脳に脳回（しわ）がうまく形成されずに表面が平滑となり，精神遅滞，てんかん，認知障害が発症する疾患である。また，リーリンがアルツハイマー病の発症に関与することも報告されている。リーリンによるDab1のリン酸化はアルツハイマー病の原因となるアミロイドβの産生を抑制する[19]。シナプス可塑性はアミロイドβによって抑制されるが，リーリンは増強させる[20]。アルツハイマー病の危険因子であるApoE4がApoE受容体2に結合すると，ApoE受容体2の細胞膜上へのリサイクルが阻害されるため，ApoE受容体2を介するリーリンによるリン酸化が抑制され，アミロイドβの産生が亢進する[21]。以上のことから，リーリンがVLDL受容体とApoE受容体2を介して細胞内にシグナルが伝達されていることは理解されるが，これらの受容体の下流には未同定の多数の分子が存在することが予想され，リーリンの細胞内の挙動には多くの謎が残されたままである。さらに，VLDL受容体とApoE受容体2は，協働してリーリンのシグナルを細胞内に伝達すると考えられていたが，詳細に解析すると2つの受容体の機能は異なっていた。VLDL受容体は神経細胞の移動の停止に関与し，ApoE受容体2は神経細胞の移動に関与する可能性があると報告された[22]。

4．Wntシグナル

(1) β-カテニン経路

　Wnt研究は，ショウジョウバエの形態形成に関する遺伝学的解析によって発展してきた。Wntという名称は，ショウジョウバエのセグメントポラリティ（分節）遺伝子のひとつであるwinglessと，マウス乳がんで同定されたint-1遺伝子に由来する。分泌性糖タンパク質であるWntは，HedgehogやTGF-βのように，細胞の発生・分化のさまざまな局面において時間的・空間的に極めて重要な機能を果たしている。Wntはショウジョウバエや線虫から哺乳類に至るまで種を越えて高度に保存され，哺乳類ではWntファミリーを形成している。このことは，脊椎動物にのみ存在し，ファミリーを持たないリーリンと大きく異なる。

　Wntはリボソームで合成された後，小胞体で糖鎖修飾と脂質修飾を受けてゴルジ体に移行して細胞外に分泌され，標的細胞の受容体を介してシグナルが伝達される[23]。Wntによるシグナル伝達経路は，β-カテニン経路とβ-カテニン非依存経路（平面内細胞極性経路，Ca^{2+}経路）に大別される[24]。β-カテニン経路において，Frizzled（Fz），リポタンパク質受容体low density lipoprotein receptor-related protein 5（LRP5）やLRP6が，Wntの共役受容体として機能する。β-カテニン非依存経路において，LRP5やLRP6はWntの受容体として機能しない。哺乳類では19種類のWntと10種類のFzが同定されている。現在のところ，Wnt1，Wnt3a，Wnt7aがβ-カテニン経路を活性化し，Wnt4，Wnt5a，Wnt6，Wnt11がβ-カテニン非依存経路を活性化すると考えられているが，必ずしも明確ではない[25]。Wnt，LRP5やLRP6，Fzの組合わせには380通りが存在し，それらの組合わせの相違が，Wntの作用を左右することが予想される。しかし，それらの詳細はほとんど不明である。その原因に，Wnt3aとWnt5aのタンパク質精製法は確立されているが，その他のWntの精製法は確立されていないことがあげられる。今後，すべてのWntの精製法が確立され，個々

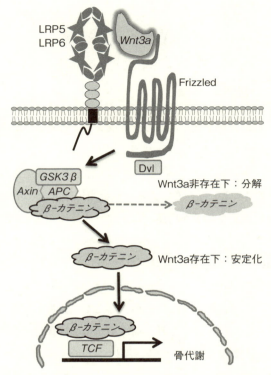

図9-3 Wnt/β-カテニン経路によるシグナル伝達

のWntの機能が明らかになることが期待される。

　β-カテニン経路におけるWntシグナルは，転写促進因子として機能するβ-カテニン（ショウジョウバエではArmadillo）が細胞質から核内に移行し，転写因子と複合体を形成することによって伝達される（図9-3）[25]。Wnt非存在下において細胞質に存在するβ-カテニンは，一種のプロテアーゼであるグリコーゲン合成酵素キナーゼ3β（glycogen synthase kinase-3β：GSK3β），がん抑制遺伝子産物APC（adenomatous polyposis coli），足場タンパク質Axinと複合体を形成し，GSK3βによってリン酸化される。リン酸化されたβ-カテニンは，ユビキチン化されてプロテアソームで分解される。一方，Wnt存在下においてWntがFzとLRP5に，あるいはFzとLRP6に結合すると，Dishevelled（Dvl）が

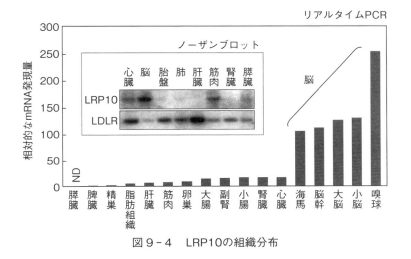

図9-4　LRP10の組織分布

活性化する。活性化Dvlは，β-カテニン，GSK-3β，APCの複合体形成を阻害し，β-カテニンのGSK-3βによるリン酸化が抑制されて，β-カテニンはユビキチン化を免れ，細胞質内に蓄積する。次いで，β-カテニンは核内に移行し，転写因子T cell factor (Tcf)/lymphoid enhancer factor (lef) と複合体を形成し，標的遺伝子の転写を促進する。標的遺伝子としては，細胞の増殖・分化にかかわるc-mycやcyclin D1，骨芽細胞分化にかかわるrun-related transcription factor 2 (Runx2) やアルカリホスファターゼ (ALP) があげられる。

(2) β-カテニン経路の活性化と抑制

上述のように，LRP5はWntの受容体として機能し，Wnt/β-カテニン経路を活性化する。常染色体優性遺伝の高骨密度の症候群を示す家系において，LRP5のEGF前駆体相同ドメインにアミノ酸変異 (G171V) が認められる[26]，マウスのLRP5にアミノ酸変異 (G171V) を導入したところ，高骨密度の表現型を示した[27]。一方，常染色体劣性遺伝の骨粗鬆症・偽性神経膠腫症候群 (osteoporosis-pseudoglioma syndrome：OPPG) を示す家系において，LRP5遺伝

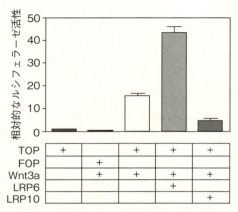

図9-5　Wnt/β-カテニン経路のTCF転写活性に対するLRP10とLRP6の影響

子の機能喪失型変異が観察された[28]。また，LRP5ノックアウトマウスでは，Wntシグナルの抑制と骨密度の低下，インスリン分泌不全が認められた[29]。さらに，LRP6にアミノ酸変異を有する家系においても，骨粗鬆症とメタボリックシンドロームが観察された[30]。

著者らは近年，LDL受容体に特徴的な5つの機能ドメインを有する新規のリポタンパク質受容体LRP10を発見した[31, 32]。LRP10は，脳（大脳皮質，海馬，脈絡叢，顆粒層）で発現が高く，出産直後から発現が増加すること，大脳皮質では神経前駆細胞が存在する脳室帯に存在することを明らかにした（図9-4）。次いで，LRP10がWnt/β-カテニン経路の下流に位置するTCFの転写活性を阻害し，LRP10のTCF活性に対する作用がLRP5やLRP6の作用と大きく異なることを見いだした（図9-5）。β-カテニン経路は骨代謝のみならず，アルツハイマー病，統合失調症，がん，糖尿病などの疾患の発症に関与するため，β-カテニン経路の過度の活性化は疾患を誘導する。したがって，LRP5やLRP6がβ-カテニン経路のアクセルの役割を担う一方で，LRP10がβ-カテニン経路のブレーキの役割を担うことで，β-カテニン経路の恒常性が維持されている可能性がある。

表9-1 リポタンパク質受容体ファミリーのリガンド

リガンド	機能
アポB（ApoB） アポE（ApoE） リポタンパク質リパーゼ（lipoprotein lipase） 肝性リパーゼ（hepatic lipase）	リポタンパク質代謝および輸送
リーリン（Reelin）	リーリンシグナル伝達
ウィント（Wnt）	Wntシグナル伝達
セレノプロテインP（selenoprotein P）	セレンの代謝
組織型プラスミノーゲン・アクチベーター（tPA）	フィブリン線維の溶解（線溶），脳のシグナル伝達
ウロキナーゼ型プラスミノーゲン・アクチベーター（uPA）	細胞遊走，創傷治癒
プラスミノーゲン活性化抑制因子（PAI-1）	tPAやuPAの活性調節
活性化第IXa因子（factor IXa） 活性化第VIIIa因子（factor VIIIa） 活性化第VIIa/TFPI因子（factor VIIa/TFPI）	血液凝固
マトリックスメタロプロテアーゼ9（MMP-9） マトリックスメタロプロテアーゼ13（MMP-13）	血管新生，転移
妊娠性血漿タンパク質（pregnancy zone protein） α2-マクログロブリン（α2-macroglobulin）	パンプロテイナーゼ阻害剤，感染
補体第3成分（complement C3）	感染
補体C1インヒビター（C1 inhibitor）	C1r/C1s活性の調節
アンチトロンビンIII（antithrombin III） 組織因子経路インヒビター（TFPI） ヘパリン補因子II（heparin cofactor II）	血液凝固の調節
α1-アンチトリプシン（α1-antitrypsin）	好中球エラスターゼの調節
トロンボスポンジン-1（thrombospondin-1） トロンボスポンジン-2（thrombospondin-2）	細胞外マトリックスとの相互作用
ラクトフェリン（lactoferrin）	抗菌
LDL受容体関連タンパク質（RAP） 熱ショックタンパク質-96（Hsp-96） 中胚葉発達タンパク質（MESD）	シャペロン
ヒト免疫不全ウイルスTatタンパク質（HIV-Tat protein）	転写活性化
アミロイド前駆体タンパク質（amyloid precursor protein：APP）	APPプロセシングの修飾
スフィンゴ脂質活性化タンパク質（sphingolipid activator protein）	シナプス伝達
ライノウイルス（rhinovirus）	

5. セレン代謝

　セレンがアルツハイマー病の発症に関係すると報告されている[33]。セレンは，ヒトを含め多くの生物の生存に必須な微量元素である。経口摂取したセレンは十二指腸で吸収されて肝臓に取り込まれ，21番目のアミノ酸として知られるセレノシステインの構成成分となる[34]。セレノシステインは，含硫アミノ酸であるシステインの硫黄がセレンに置き換わったアミノ酸であり，体内ではセレノシステイン残基としてタンパク質に組み込まれ，セレノプロテインとして存在する。セレノプロテインPは，血漿中に最も多く存在するセレノプロテインである。血漿セレノプロテインPは末梢組織へのセレンの輸送を担い，受容体を介するエンドサイトーシスによって細胞内へセレンを供給する。細胞内に取り込まれたセレンは，グルタチオンペルオキシダーゼやチオレドキシン還元酵素といったセレノプロテインの合成に用いられ，生体内のさまざまな酸化還元反応を触媒する。ApoE受容体2は脳や睾丸におけるセレノプロテインPの受容体として機能し，ApoE受容体2ノックアウトマウスでは脳や精巣のセレン濃度が減少する[35,36]。このことは，アルツハイマー病の発症に対するApoE受容体2の作用は，ApoEやリーリンだけでなく，セレンを介して発現する可能性がある。

6. おわりに

　本章ではリポタンパク質受容体ファミリーの機能を概説した。リポタンパク質受容体ファミリーが細胞の分化・増殖にかかわるリーリンやWntのシグナル伝達に関与することを考えると，さらに予想外の機能が潜んでいる可能性がある。またリポタンパク質受容体ファミリーが非常に多数の物質（表9-1）をリガンドとするにもかかわらず標的遺伝子の同定はほとんど進んでいない。リポタンパク質受容体ファミリーの研究を通じて未知の扉が開くと期待される。

文　献

1) Goldstein J.L. and Brown M.S.: The LDL receptor. Arterioscler Thromb Vasc Biol, 2009; 29; 431-438.
2) Goldstein J.L. and Brown M.S.: Binding and degradation of low density lipoproteins by cultured human fibroblasts. Comparison of cells from a normal subject and from a patient with homozygous familial hypercholesterolemia. J Biol Chem, 1974; 249; 5153-5162.
3) Yokoyama C., Wang X., Briggs M.R. et al.: SREBP-1, a basic-helix-loop-helix-leucine zipper protein that controls transcription of the low density lipoprotein receptor gene. Cell, 1993; 75; 187-197.
4) Sato R., Yang J., Wang X. et al.: Assignment of the membrane attachment, DNA binding, and transcriptional activation domains of sterol regulatory element-binding protein-1 (SREBP-1). J Biol Chem, 1994; 269; 17267-17273.
5) Brown M.S. and Goldstein J.L.: The SREBP pathway: regulation of cholesterol metabolism by proteolysis of a membrane-bound transcription factor. Cell, 1997; 89; 331-340.
6) Yoshida H., Haze K., Yanagi H. et al.: Identification of the cis-acting endoplasmic reticulum stress response element responsible for transcriptional induction of mammalian glucose-regulated proteins. Involvement of basic leucine zipper transcription factors. J Biol Chem, 1998; 273; 33741-33749.
7) Ye J., Rawson R.B., Komuro R. et al.: ER stress induces cleavage of membrane-bound ATF6 by the same proteases that process SREBPs. Mol Cell, 2000; 6; 1355-1364.
8) Zeng L., Lu M., Mori K. et al.: ATF6 modulates SREBP2-mediated lipogenesis. EMBO J, 2004; 23; 950-958.
9) Sakai J., Hoshino A., Takahashi S. et al.: Structure, chromosome location, and expression of the human very low density lipoprotein receptor gene. J Biol Chem, 1994; 269; 2173-2182.
10) Kim D.H., Iijima H., Goto K. et al.: Human apolipoprotein E receptor 2. A novel lipoprotein receptor of the low density lipoprotein receptor family predominantly expressed in brain. J Biol Chem, 1996; 271; 8373-8380.
11) Kim D.H., Magoori K., Inoue T.R. et al.: Exon/intron organization, chromosome

localization, alternative splicing, and transcription units of the human apolipoprotein E receptor 2 gene. J Biol Chem, 1997 ; 272 ; 8498-8504.
12) Fagan A.M., Younkin L.H., Morris J.C. et al. : Differences in the Abeta40/Abeta42 ratio associated with cerebrospinal fluid lipoproteins as a function of apolipoprotein E genotype. Ann Neurol, 2000 ; 48 ; 201-210.
13) Karran E., Mercken M. and De Strooper B. : The amyloid cascade hypothesis for Alzheimer's disease : an appraisal for the development of therapeutics. Nat Rev Drug Discov, 2011 ; 19 ; 698-712.
14) Bertram L., McQueen M.B., Mullin K. et al. : Systematic meta-analyses of Alzheimer disease genetic association studies : the AlzGene database. Nat Genet, 2007 ; 39 ; 17-23.
15) Ikeda K., Aizawa T., Haga S. et al. : Very Low Density Lipoprotein Receptor and Alzheimer's Disease. *In* : Apolipoprotein E and Alzheimer's Disease 1996 (ed. by Roses A.D., Weisgraber K. and Christen Y.), Springer, Berlin, 1996, pp. 74-96.
16) Okuizumi K., Onodera O. and Namba Y. : Genetic association of the very low density lipoprotein (VLDL) receptor gene with sporadic Alzheimer's disease. Nat Genet, 1995 ; 11 ; 207-209.
17) Trommsdorff M., Gotthardt M., Hiesberger T. et al. : Reeler/Disabled-like disruption of neuronal migration in knockout mice lacking the VLDL receptor and ApoE receptor 2. Cell, 1999 ; 97 ; 689-701.
18) Hong S.E., Shugart Y.Y., Huang D.T. et al. : Autosomal recessive lissencephaly with cerebellar hypoplasia is associated with human RELN mutations. Nat Genet, 2000 ; 26 ; 93-96.
19) Hoe H.S., Tran T.S., Matsuoka Y. et al. : DAB1 and Reelin effects on amyloid precursor protein and ApoE receptor 2 trafficking and processing. J Biol Chem, 2006 ; 281 ; 35176-35185.
20) Durakoglugil M.S., Chen Y., White C.L. et al. : Reelin signaling antagonizes β-amyloid at the synapse. Proc Natl Acad Sci USA, 2009 ; 106 ; 15938-15943.
21) Chen Y., Durakoglugil M.S., Xian X. et al. : ApoE4 reduces glutamate receptor function and synaptic plasticity by selectively impairing ApoE receptor recycling. Proc Natl Acad Sci USA, 2010 ; 107 ; 12011-12016.
22) Hack I., Hellwig S., Junghans D. et al. : Divergent roles of ApoER2 and Vldlr in

the migration of cortical neurons. Development, 2007 ; 34 ; 3883-3891.
23) Tanaka K., Kitagawa Y. and Kadowaki T. : Drosophila segment polarity gene product porcupine stimulates the posttranslational N-glycosylation of wingless in the endoplasmic reticulum. J Biol Chem, 2002 ; 277 ; 12816-12823.
24) Kikuchi A., Yamamoto H. and Kishida S. : Multiplicity of the interactions of Wnt proteins and their receptors. Cell Signal, 2007 ; 19 ; 659-671.
25) 山本英樹, 菊池　章：Wntシグナル経路の多様性と選択的活性化. 医学のあゆみ, 2010 ; 233 ; 948-954.
26) Boyden L.M., Mao J., Belsky J. et al. : High bone density due to a mutation in LDL-receptor-related protein 5. N Engl J Med, 2002 ; 346 ; 1513-1521.
27) Babij P., Zhao W., Small C. et al. : High bone mass in mice expressing a mutant LRP5 gene. J Bone Miner Res, 2003 ; 18 ; 960-974.
28) Gong Y., Slee R.B., Fukai N. et al. : LDL receptor-related protein 5 (LRP5) affects bone accrual and eye development. Cell, 2001 ; 107 ; 513-523.
29) Fujino T., Asaba H., Kang M.J. et al. : Low-density lipoprotein receptor-related protein 5 (LRP5) is essential for normal cholesterol metabolism and glucose-induced insulin secretion. Proc Natl Acad Sci USA, 2003 ; 100 ; 229-234.
30) Mani A., Radhakrishnan J., Wang H. et al. : LRP6 mutation in a family with early coronary disease and metabolic risk factors. Science, 2007 ; 315 ; 1278-1282.
31) Jeong Y.H., Ishikawa K., Someya Y. et al. : Molecular characterization and expression of the low-density lipoprotein receptor-related protein-10, a new member of the LDLR gene family. Biochem Biophys Res Commun, 2010 ; 391 ; 1110-1115.
32) Jeong Y.H., Sekiya M., Hirata M. et al. : The low-density lipoprotein receptor-related protein 10 is a negative regulator of the canonical Wnt/β-catenin signaling pathway. Biochem Biophys Res Commun, 2010 ; 392 ; 495-499.
33) Loef M., Schrauzer G.N. and Walach H. : Selenium and Alzheimer's disease : a systematic review. J Alzheimers Dis, 2011 ; 26 ; 81-104.
34) Itoh Y., Bröcker M.J., Sekine S. et al. : Decameric SelA・tRNA (Sec) ring structure reveals mechanism of bacterial selenocysteine formation. Science, 2013 ; 340 ; 75-78.
35) Olson G.E., Winfrey V.P., Nagdas S. K. et al. : Apolipoprotein E receptor-2

(ApoER2) mediates selenium uptake from selenoprotein P by the mouse testis. J Biol Chem, 2007 ; 282 ; 12290-12297.
36) Burk R.F., Hill K.E., Olson G.E. et al. : Deletion of apolipoprotein E receptor-2 in mice lowers brain selenium and causes severe neurological dysfunction and death when a low-selenium diet is fed. J Neurosci, 2007 ; 27 ; 6207-6211.

第3編

骨格筋の分子栄養学

第10章 骨格筋量とエストロゲン受容体βアゴニスト
　　　　——大豆イソフラボンの可能性
　　　　　　　　　　　　　　　　……………………（山地亮一）
第11章 運動によるAMPキナーゼ活性化と転写制御による
　　　　代謝改善効果　　……………………………（佐藤隆一郎）
第12章 ポリフェノールによるPPAR機能制御と
　　　　骨格筋代謝改善効果
　　　　　　　　　　　　　……………（中田理恵子・井上裕康）
第13章 萎縮筋における細胞内シグナルとその制御による
　　　　筋萎縮治療　　……………（二川　健・平坂勝也）
第14章 遺伝子改変動物を用いた分枝アミノ酸の生理機能研究の
　　　　新展開　　……………（北浦靖之・下村吉治）
第15章 転写調節因子FOXO1,PGC1αによる骨格筋機能の
　　　　遺伝子発現制御　…（畑澤幸乃・三浦進司・亀井康富）

第10章 骨格筋量とエストロゲン受容体 βアゴニスト――大豆イソフラボンの可能性

山地亮一*

1. はじめに

　男性と女性の身体的特徴は大きく異なる。骨格筋は人体で最大の組織であり，成人男性では体重の約40％，女性では約35％を占めており，一般的に男性のほうが女性よりも骨格筋量は多い。その主な要因として性ホルモンがあげられる。近年の研究で性ホルモンは生殖系組織の機能の向上や維持に寄与するだけでなく，脂肪，骨，骨格筋などの非生殖系組織においてもさまざまな生理活性を発揮している。男性ホルモンは骨格筋を量的にも質的にも正に調節する役割を持つが，女性ホルモン（エストロゲン）の役割は不明である。女性ホルモン〔主に17β-エストラジオール（E2）〕はリガンドとして転写因子であるエストロゲン受容体（ER）に結合し，遺伝子発現を調節する。骨格筋にもERが発現していることから，E2の機能が発揮されると推測されており，現在多くの研究が進められている。一方で，大豆に含まれるイソフラボンのダイゼイン，ゲニステイン，グリシテインは，E2に構造的に類似していること，植物が合成した産物であること，ERと結合してエストロゲン様作用を発揮することから，植物エストロゲンと呼ばれている。

　本章では，E2がERを介して遺伝子発現を調節する分子機構，ユビキチン・プロテアソーム系における脱ユビキチン化反応によるタンパク質分解機構，さらに大豆イソフラボン，特にダイゼインによる骨格筋量の調節機構について著者が動物実験で明らかにしたことを概説し，最後に骨格筋の質に及ぼすダイゼ

---

*大阪府立大学大学院生命環境科学研究科

インの展望について紹介する。

2．エストロゲン受容体と大豆イソフラボン

(1) 女性ホルモンとエストロゲン受容体

　エストロゲンは女性の生殖系組織の発達や機能の向上・維持に寄与するだけでなく，男性と女性で筋骨格系，中枢神経系，免疫系，心血管系などの非生殖系組織においてもさまざまな機能を発揮する[1]。エストロゲンを含むステロイドホルモンは，それぞれに特異的な転写因子として機能するステロイドホルモン受容体（核内受容体と呼ばれる）を介して，生理活性を発揮する。E2が結合するエストロゲン受容体（estrogen receptor：ER）は，標的遺伝子のプロモーター領域に位置するエストロゲン応答配列（estrogen response element：ERE）と呼ばれる特定のDNA配列（5′-AGGTCANNNTGACCT-3′；Nは任意の塩基）に結合し，コアクチベーター複合体を動員して標的遺伝子の発現を転写レベルで活性化する（図10-1）。一方，リガンドが結合していない状態，あるいはアンタゴニストが結合した状態では，コリプレッサー複合体が動員され，標的遺伝子の発現は抑制されている。

　ERには2つのERアイソフォーム（ERαとERβ）が存在し，ERαとERβの構造類似性は高い（図10-2）。ERは次のAからFまでのドメインから構成される。N末端側から保存性の低いN末端ドメイン（N-terminal domain：NTD；A/Bドメインとも呼ばれる），保存性の高いDNA結合ドメイン（DNA-binding domain；DBD；Cドメインとも呼ばれる），保存性の低いヒンジ領域（Dドメイン），C末端側のリガンド結合ドメイン（ligand-binding domain：LBD；Eドメインとも呼ばれる），そしてFドメインである。

　NTDはリガンド非依存的な活性化機能（activation function：AF）1ドメインを持ち，ERαとERβの間でのホモロジーは16％と低い。DBDは97％のホモロジーを示し，ERはDBDを介して標的遺伝子のEREへ結合する。LBDにはリ

第10章　骨格筋量とエストロゲン受容体βアゴニスト——大豆イソフラボンの可能性　157

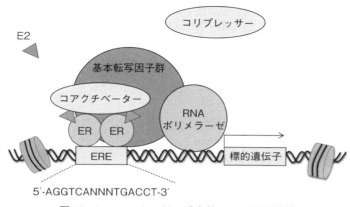

図10-1　エストロゲン受容体による転写調節

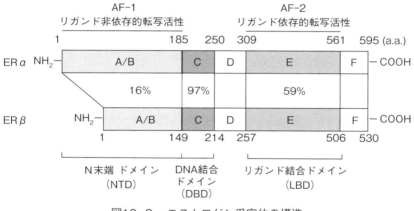

図10-2　エストロゲン受容体の構造

ガンド依存的なAF2ドメインが存在するが，ERαとERβのホモロジーは59％であり，ERαとERβの構造が異なることを示す．このLBDにおける構造上の違いがそれぞれのアイソフォームに選択的なリガンドを生じる理由となる．興味深いこととして，エストロゲン様生理活性を持つ物質に組織選択的な作用機構が存在することがあげられる．つまり標的組織に依存してエストロゲン様生理活性物質はアゴニストまたはアンタゴニストとして作用することがある．一

方，DBDが高い構造類似性を持つにもかかわらず，ERαとERβは同じEREに競合的に結合するだけでなく，それぞれが特異的な異なるEREに結合することでも遺伝子発現を制御する[2]。したがって，これらの2つのアイソフォームは遺伝子発現に対して重複的に機能しているわけではない。ERαもERβも骨格筋で発現しており[3,4]，骨格筋の発達に異なる生理的役割を果たしていると推測されているが[5,6]，詳細は不明であった。

(2) 大豆イソフラボンとその代謝物

多くの植物にフラボノイドに分類される化合物が含まれ，大豆にはフラボノイド類の一種であるイソフラボンが含まれる。大豆イソフラボンとしては，ダイゼイン（4′,7-dihydroxyisoflavone），ゲニステイン（4′,5,7-trihydroxyisoflavone），グリシテイン（4′,7-dihydroxy-6-methoxyisoflavone）の3種のアグリコンとそれぞれの配糖体であるダイジン，ゲニスチン，グリシチン，そしてそれらのマロニル化配糖体とアセチル化配糖体の合計12種類が見つかっている（図10-3A）。上記の3つのアグリコンは構造的にE2に似ており，ERに直接結合し，エストロゲン様の生理活性を示す。このように自然界には植物由来のエストロゲンに類似した構造を持ち，エストロゲン様の生理活性を示す化合物が多く存在し，これらは植物エストロゲンと呼ばれる。ダイゼインやダイジンは腸内細菌叢によってジヒドロダイゼインを経てS-エクオール（equol）へと変換され，体内に吸収される（図10-3B）。エクオールにはS体とR体が存在するが，ヒトの腸内細菌叢ではS体のみ産生される[7]。しかし，すべてのヒトが自らエクオールを産生できるわけではなく日本人では約50％，西欧人では約30％がエクオール産生菌を保持しているにすぎない[8,9]。S-エクオールはERαよりもERβに対して高い親和性を示すことから，ERβアゴニストとしてのS-エクオールによる健康に有益な効果は，エクオール産生菌保持者と非保持者で異なると予想される。

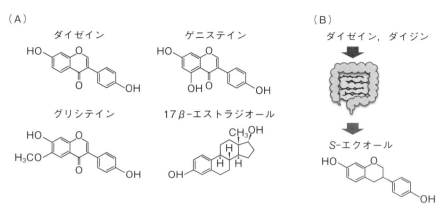

図10-3　大豆イソフラボンと代謝物

3．骨格筋量の調節

(1) 骨 格 筋 量

　骨格筋は身体において最も代謝的に活発な組織である。身体を支え，動作する機能以外に，糖や脂質の主要な代謝を担い，またタンパク質や遊離アミノ酸の貯蔵庫としても機能する。骨格筋量の低下は，運動機能を低下させ，肥満や2型糖尿病のようなメタボリックシンドロームを発症する可能性を高める[10]。骨格筋量の低下は，デスクワークを主とする座りがちな生活習慣による慢性的な運動不足，ケガ，ギプス固定，寝たきりのような物理的負荷の低下によるだけでなく，過度のストレス，過度の食事制限，加齢といった物理的負荷以外の条件によっても起こる[11,12]。

　骨格筋量は，筋分化を伴う筋形成，あるいは筋分化を伴わない肥大・萎縮といった異なる過程によって調節されている。筋肉が過度な運動や事故などで損傷すると，修復するために筋細胞の分化が誘導される。通常は休眠状態であり，高い未分化能を持つ幹細胞である単核の筋衛星細胞が，損傷のような物理的刺

激を受けると筋芽細胞へと分化し，次に筋芽細胞同士が融合して多核の筋管細胞を形成（再生）する。最終的に筋管細胞が集合することで収縮能を持つ筋線維となる[13]。一方で，通常状態で骨格筋タンパク質は持続的に作り直されており，その結果として筋タンパク質の合成と分解の精巧なバランスが骨格筋量を決定することになる[14]。つまり，個々の筋線維の正味のタンパク質量の増加により筋線維のサイズは増加（肥大）し，逆にタンパク質量の低下により筋線維のサイズは減少（萎縮）することになる。

(2) ユビキチン・プロテアソーム

筋萎縮をもたらすタンパク質分解は，ユビキチン・プロテアソーム系によって調節されている[15]。ユビキチン・プロテアソーム系とは，ユビキチン活性化酵素，ユビキチン結合酵素，ユビキチンリガーゼから成る一連の酵素群が連携して標的タンパク質内の特定のリシンのε-アミノ基とユビキチンのC末端に位置するグリシンのカルボキシル基とをイソペプチド結合する（この過程をユビキチン化と呼ぶ）ユビキチン化反応と，ユビキチン化された標的タンパク質を26Sプロテアソームが認識して分解する反応から成るシステムのことである（図10-4）。骨格筋では萎縮時にユビキチンリガーゼであるatrogin-1/muscle atrophy F-box（MAFbx）とmuscle RING finger 1（MuRF1）の発現が亢進し，ユビキチン化されたタンパク質のレベルが増加する[16]。一方，ユビキチン化反応と逆反応である脱ユビキチン化反応もユビキチン・プロテアソーム系において重要な役割を果たす。脱ユビキチン化反応において脱ユビキチン化酵素（deubiquitinating enzymes：DUB）がユビキチン化されたタンパク質からユビキチンを解離することでユビキチン・プロテアソーム系を制御する一員としてタンパク質分解を調節する[17-19]。750個近く存在するE3ユビキチンリガーゼの数に比べてかなり少ないが，哺乳類では約90個のDUBをコードする遺伝子が存在しており，タンパク質モチーフから5つの主要なファミリーに分類される[20]。ユビキチン特異的ペプチダーゼ（ubiquitin-specific peptidase：USP）は60近く存在し，DUBファミリー内では最大数を占める。USPは，細胞内ユビキ

第10章　骨格筋量とエストロゲン受容体βアゴニスト——大豆イソフラボンの可能性　161

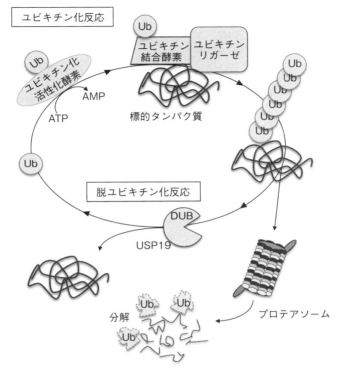

図10-4　ユビキチン・プロテアソーム系

チンレベルを維持するために非特異的にユビキチン化された標的タンパク質からユビキチンを切り離してユビキチンを回収する役割，あるいはユビキチン化された特定の標的タンパク質からユビキチンを切り離し，その標的タンパク質をプロテアソームによる分解から保護する役割を担っている。USP14の発現は，筋分化時以外に，絶食，糖尿病，がん，慢性の腎臓疾患による筋萎縮時にも増加するが，USP14は26Sプロテアソームの19S調節キャップと相互作用していることから，ユビキチンを回収する作業を担っていると考えられる[21]。一方，USP19は筋分化に伴って発現が増加するだけでなく，骨格筋がグルココルチコイドあるいは坐骨神経切除により萎縮状態に曝されても発現が増加する[22-24]。USP19の過剰発現は筋分化を抑制するのに対して，USP19の発現抑制は筋分化

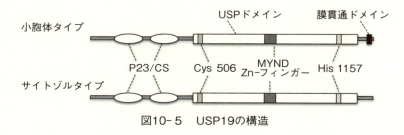

図10-5　USP19の構造

を促進し[25]，また，ステロイド系抗炎症薬のデキサメタゾンによって誘導される筋萎縮を阻害する[26]。USP19はプロテアソームと相互作用していないことから，特定の標的タンパク質を保護する作業を担っていると考えられる。USP19は小胞体膜上に局在するタイプとサイトゾルに局在するタイプの2つのアイソフォームが存在する。USP19のN末端側領域には，シャペロンタンパク質Hsp90を補助するコシャペロンタンパク質p23とSgt1で見つかったp23/CSドメインが2つ存在し，実際にUSP19とHsp90は相互作用する[27]（図10-5）。C末端側領域は触媒ドメインのUSPドメインであり，触媒活性に必須なCysとHisが存在する。USPドメインにはタンパク質相互作用にかかわると推測されるMYND-Znフィンガードメインが存在するが，相互作用するタンパク質はまだ見つかっていない。また，筋萎縮時に発現するUSP19が小胞体タイプか，それともサイトゾルタイプかについては結論が出ていない。

4. 骨格筋量調節におけるERとUSP19の関係

骨格筋におけるエストロゲンの役割を評価するため，ERαとERβを発現している培養筋細胞（マウス筋芽細胞C2C12）の分化（筋形成・筋再生）に及ぼす影響を検討した実験では，E2またはERα選択的アゴニストが筋芽細胞の分化を抑制したが，ERβ選択的アゴニストは影響を及ぼさなかった。プロテオミクス解析からE2によって筋分化が抑制された時に発現の増加するタンパク質として脱ユビキチン化酵素のUSP19が同定された[25]。ERαを高発現するとUSP19の発現が亢進して，C2C12細胞の筋分化が抑制されるが，ERαをノッ

第10章 骨格筋量とエストロゲン受容体βアゴニスト——大豆イソフラボンの可能性　163

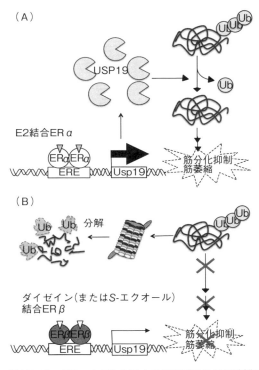

図10-6　ERαとERβによるUSP19の発現制御

クダウンするとE2によるUSP19の発現上昇が抑制されて，筋分化抑制も解除される（図10-6A）。一方で，ERβを高発現させるとE2によるUSP19の発現上昇と筋分化抑制が解除されるので，USP19の発現はERαとERβによって競合的に制御されると推測される（図10-6B）。C2C12細胞において，E2がERβ活性よりもERα活性を高く活性化する時，ゲニステインはERα活性とERβ活性をほぼ同じ程度活性化するが，ダイゼインはERα活性よりもERβ活性を高く活性化する。またS-エクオールもダイゼインと同様にERβ活性をより活性化する。つまりこれらのエストロゲン様生理活性物質は，骨格筋においてERαまたはERβに対するアゴニスト作用が異なると推測される。Veldersら[28]は，卵巣を摘出した（OVX）メスラットを用いて筋損傷からの筋再生時に

おけるERαとERβの役割を評価している。筋損傷時に血中に放出される筋損傷マーカータンパク質のクレアチンキナーゼ（creatine kinase：CK）の活性はコントロールラットよりもOVXラットで高いが，ERアゴニスト（E2，ゲニステイン，ERαアゴニスト，またはERβアゴニスト）が投与されるとCK活性レベルが低下し，ERαアゴニストよりもERβアゴニストのほうがより有効にCK活性レベルを低下させる。またERαまたはERβをノックアウトしたマウスでは，筋損傷後のCK活性は野生型とERαノックアウトマウスに比べてERβノックアウトマウスで有意に上昇する。さらに筋衛星細胞の活性化と増殖は，OVXラットへのE2，ゲニステイン，ERβアゴニストの投与によって促進するが，ERαアゴニストの投与によって効果は認められない。つまり，筋の再生にはERβアゴニストが有効であり，この実験でE2とゲニステインはERβアゴニストと同様に筋損傷からの回復に寄与しているようである。

　USP19は，筋分化だけでなく，若齢（8週齢）メスマウスの骨格筋量の調節にもかかわる。若齢のメスマウスをOVXするとふくらはぎの筋肉のヒラメ筋でUSP19の発現レベルが低下するが，E2補充療法によりUSP19レベルは増加し，ヒラメ筋重量が低下する[25]（図10-6 A）。若齢のOVXラットでもE2補充療法はヒラメ筋の筋線維の断面積を低下，すなわち筋萎縮させる[29,30]。若齢マウスでヒラメ筋のUSP19をノックダウンするとメスだけで筋量が増加し，筋断面積も増加する[31]。USP19のプロモーター領域に結合するERαレベルはE2に依存して増加するが，メスマウスでERαをノックダウンするとUSP19の発現レベルが低下して筋量が増加する。しかし，オスマウスのERαをノックダウンしても筋量には影響しない。つまり生理的な条件下にある若齢メスマウスのヒラメ筋ではE2依存的にERαによって発現の増加するUSP19が筋量の低下に関与している。

　そこでERαとERβの競合的な作用を期待して，ERβアゴニスト活性を持つダイゼインを摂取させた実験では，メスマウスのヒラメ筋量が増加した（図10-6 B）。ダイゼインによる筋量の増加効果はヒラメ筋のERβをノックダウンすると観察されなくなることから，ダイゼインによる筋量の増加にERβが関

与していることがわかる。この時の血中のダイゼイン濃度は約2.5μMであり，ERβ活性を十分に発揮できる濃度であったが，ダイゼインの代謝物であるS-エクオールの血中濃度は0.2μMであり，ERβ活性を活性化するには低い。筋量の増加にダイゼイン自体が作用しているのか，S-エクオールとして作用しているのかについては，さらなる研究が必要である。Parrら[32]は，ホウレンソウの主要なエクジステロイドであるエクジステロンがERβアゴニスト活性を示し，エクジステロンを摂取させたオスマウスでは，筋線維の断面積が増加することを報告している。このときタンパク質合成促進能を持つインスリン様成長因子（insulin-like growth factor-1：IGF-1）の血中濃度が増加している。また，去勢したオスラットにERβアゴニストの8β-VE2を投与すると肛門挙筋において筋量が増加し，IGF-1レベルも増加する[28]。しかし，IGF-1レベルの増加にERβが関与するのかは，現段階で不明である。

　大豆イソフラボンが骨格筋の質に対して影響を与える可能性がある。骨格筋を構成する筋線維は質的に大きく2つのタイプに分類される。ひとつはミトコンドリアに富み，好気的代謝を行い，持久性にかかわる遅筋線維，もうひとつは嫌気的代謝，つまり解糖系酵素を用いた代謝が活発であり，瞬発性にかかわる速筋線維である。ヒトを含むすべての哺乳動物では筋構成タンパク質のミオシン重鎖（myosin heavy chain：MyHC）が4つのアイソフォーム（タイプI，IIA，IIX，IIB）として発現しているが，遅筋線維ではMyHCはタイプIが主な発現型であり，速筋線維ではMyHCはタイプIIB＞IIX＞IIAの割合での発現型を示す。OVXによりMyHCのタイプIの発現レベルは低下するが，OVXラットにゲニステインを与えるとタイプIの発現が上昇する[33]。OVXラットへのERαアゴニスト投与よりもERβアゴニスト投与のほうがタイプIの増加が著しく高いことから，ゲニステインの効果はERβ経由であると推測されている。実際に筋力に影響しているのかについては今後の検討が待たれる。

5. おわりに

　本稿では，イソフラボンの骨格筋の量に及ぼす影響についてERβ活性を中心に培養細胞実験と動物実験より得られた研究成果を概説し，最後に骨格筋の質に及ぼす影響について紹介した。イソフラボンがヒトの骨格筋に及ぼす効果に関しては，Dionらのグループが実施した閉経後女性へのイソフラボン投与実験がある[34, 35]。しかし6か月にわたるイソフラボン〔70mg（ダイゼイン44mg，グリシテイン16mg，ゲニステイン10mg）/日〕の投与が除脂肪体重を増加させる場合と影響を及ぼさない場合があり，現段階では一定の結論に達していない。

　骨格筋量を維持・増加することは，メタボリックシンドロームやロコモティブシンドロームに対する有効な予防・改善策となるので，イソフラボンと骨格筋の関係について，その作用機序を含め，さらに詳細に解明されることが期待される。

文　献

1) Faulds M. H., Zhao C., Dahlman-Wright K. et al.：The diversity of sex steroid action：regulation of metabolism by estrogen signaling. J Endocrinol, 2012；212；3-12.
2) Vivar O., Zhao X., Saunier E. F. et al.：Estrogen receptor beta binds to and regulates three distinct classes of target genes. J Biol Chem, 2010；285；22059-22066.
3) Kalbe C. and Mau M.：Evidence for estrogen receptor alpha and beta expression in skeletal muscle of pigs. Histochem Cell Biol, 2007；127；95-107.
4) Wiik A., Ekman M., Johansson O. et al.：Expression of both oestrogen receptor α and β in human skeletal muscle tissue. Histochem Cell Biol, 2009；131；181-189.
5) Barros R. P., Machado U. F., Warner M. et al.：Muscle GLUT4 regulation by estrogen receptors ERβ and ERα. Proc Natl Acad Sci USA, 2006；103；1605-1608.

6) Brown M., Ning J., Ferreira J. A. et al.: Estrogen receptor-α and -β and aromatase knockout effects on lower limb muscle mass and contractile function in female mice. Am J Physiol Endocrinol Metab, 2009;296;E854-E861.
7) Setchell K. D., Clerici C., Lephart E. D. et al.: S-equol, a potent ligand for estrogen receptor beta, is the exclusive enantiomeric form of the soy isoflavones metabolite produced by human intestinal bacterial flora. Am J Clin Nutr, 2005;81;1072-1079.
8) Arai Y., Uehara M., Sato Y. et al.: Comparison of isoflavones among dietary intake, plasma concentration and urinary excretion for accurate estimation of phytoestrogen intake. J Epideminol, 2000;10;127-135.
9) Atkinson C., Frankenfeld C. L. and Lampe J. W.: Gut bacterial metabolism of the soy isoflavones daidzein: exploring the relevance to human health. Exp Biol Med, 2005;230;155-170.
10) Koopman R., Ly C. H. and Ryall J. G.: A metabolic link to skeletal muscle wasting and regeneration. Front Physiol, 2014;5;32.
11) Bogdanis G. C.: Effects of physical activity and inactivity on muscle fatigue. Front Physiol, 2012;3;142.
12) Sheffeld-Moore M. and Urban R. J.: An overview of the endocrinology of skeletal muscle. Trends EndocrinolMetab, 2004;15;110-115.
13) Abmayr S. M. and Pavlath G. K.: Myoblast fusion: lessons from flies and mice. Development, 2012;139;641-656.
14) White R. B., Biérinx A. S., Gnocchi V. F. et al.: Dynamics of muscle fibre growth during postnatal mouse development. BMC Dev Biol, 2010;10;21.
15) Schiaffino S., Dyar K. A., Ciciliot S. et al.: Mechanisms regulating skeletal muscle growth and atrophy. FEBS J, 2013;280;4294-4314.
16) Lecker S. H., Jagoe R. T., Gilbert A. et al.: Multiple types of skeletal muscle atrophy involve a common program of changes in gene expression. FASEB J, 2004;18;39-51.
17) Quesada V., Díaz-Perales A., Gutiérrez-Fernández A. et al.: Cloning and enzymatic analysis of 22 novel human ubiquitin-specific proteases. Biochem Biophys Res Commun, 2004;314;54-62.
18) Altun M., Besche H. C., Overkleeft H. S. et al.: Muscle wasting in aged, sarcopenic rats is associated with enhanced activity of the ubiquitin proteasome pathway.

J Biol Chem, 2010 ; 285 ; 39597-39608.
19) Combaret L., Adegoke O. A., Bedard N. et al. : USP19 is a ubiquitin-specific protease regulated in rat skeletal muscle during catabolic states. Am J Physiol Endocrinol Metab, 2005 ; 288 ; E693-E700.
20) Hutchins A. P., Liu S., Diez D. et al. : The repertories of ubiquitinationg and deubiquitinating enzymes in eukaryotic genomes. Mol Biol Evol, 2013 ; 30 ; 1172-1187.
21) Lecker S. H., Jagoe R. T., Gilbert A. et al. : Multiple types of skeletal muscle atrophy involve a common program of changes in gene expression. FASEB J, 2004 ; 18 ; 39-51.
22) Bédard N., Jammoul S., Moore T. et al. : In activation of the ubiquitin-specific protease 19 deubiquitinating enzyme protects against muscle wasting. FASEB J, 2015 ; 29, 3889-3898.
23) Liu Q., Xu W. G., Luo Y. et al. : Cigarette smoke-induced skeletal muscle atrophy is associated with up-regulation of USP-19 via p38 and ERK MAPKs. J Cell Biochem, 2011 ; 112 ; 2307-2316.
24) Ogawa M., Kariya Y., Kitakaze T. et al. : The preventive effect of β-carotene on denervation-induced soleus muscle atrophy in mice. Br J Nutr, 2013 ; 109 ; 1349-1358.
25) Ogawa M., Yamaji R., Higashimura Y. et al. : 17β-Estradiol represses myogenic differentiation by increasing ubiquitin-specific peptidase 19 through estrogen receptor α. J Biol Chem, 2011 ; 286 ; 41455-41465.
26) Sundaram P., Pang Z., Miao M. et al. : USP19-deubiquitinating enzyme regulates levels of major myofibrillar proteins in L6 muscle cells. Am J Physiol Endocrinol Metab, 2009 ; 297 ; E1283-E1290.
27) He W. T., Zheng X. M., Zhang Y. H. et al. : Cytoplasmic ubiquitin-specific protease 19 (USP19) modulates aggregation of polyglutamine-expanded ataxin-3 and hunting through the HSP90 chaperone. PLoS ONE, 2016 ; 11 ; e0147515.
28) Velders M., Schleipen B., Fritzemeier K. H. et al. : Selective estrogen receptor-β activation stimulates skeletal muscle growth and regeneration. FASEB J, 2012 : 26 ; 1909-1920.
29) McCormick K. M., Burns K. L., Piccone C.M. et al. : Effects of ovariectomy and

estrogen on skeletal muscle function in growing rats. J Muscle Res Cell Motil, 2004 ; 25 ; 21-27.
30) Tsai W. J., McCormick K. M., Brazeau D. A. et al. : Estrogen effects on skeletal muscle insulin-like growth factor 1 and myostatin in ovariectomized rats. Exp Biol Med, 2007 ; 232, 1314-1325.
31) Ogawa M., Kitakaze T., Harada N., et al : Female-specific regulateon of skeletall muscle mass by USP19 in young mice. J Endocrinol, 2015 ; 225 ; 135-145.
32) Parr M. K., Zhao P., Haupt O. et al. : Estrogen receptor beta is involved in skeletal muscle hypertrophy induced by the phytoecdysteroid ecdysterone. Mol Nutr Food Res, 2014 ; 58 ; 1861-1872.
33) Velders M., Solzbacher M., Schleiper B. et al. : Estradiol and genistein antagonize the ovariectomy effects on skeletal muscle myosin heavy chain expression via ER-β mediated pathways. J Steroid Biochem Mol Biol, 2010 ; 120 ; 53-59.
34) Aubertin-Leheudre M., Lord C., Khalil A. et al. : Six months of isoflavones supplement increases fat-free mass in obese-sarcopenic postmenopausal women : a randomized double-blind controlled trial. Eur J Clin Nutr, 2007 ; 61 ; 1442-1444.
35) Choquette S., Dion T., Brochu M. et al. : Soy isoflavones and exercise to improve physical capacity in postmenopausal women. Climacteric, 2013 ; 16 ; 70-77.

第11章　運動によるAMPキナーゼ活性化と転写制御による代謝改善効果

佐藤隆一郎*

1. はじめに

　日本人の平均寿命は男女とも80歳台に到達した。その一方で，介護を必要としない健康寿命は男女ともに70歳台前半で，平均寿命との差は男性で約9年，女性で12年である。国民医療費の総額が40兆円台に達し，介護費用の総額はほぼ10兆円であり，双方とも上昇傾向は続くものの，介護費用の伸びは医療費のそれを凌ぐ勢いである。今後もしばらくは高齢者人口が増えることを考えると，平均寿命と健康寿命の差，すなわち支援・介護を必要とする年数を短縮することが強く望まれる。支援・介護が必要となった原因をみると，そのトップは約20％の脳血管疾患（脳卒中）である。加齢による虚弱，関節疾患，転倒・骨折を合わせたおよそ35％がそれに匹敵する原因となる。健康寿命の延伸にはこれら疾病の発症予防と，病状の軽減化が必要となる。そして何よりも大事なことは，健康寿命の延伸は基本的には日常生活のなかで，運動習慣の励行，健全な食生活の実践により成立するという点である。それでは，運動がどのような機構で健康維持に寄与するかについては，その詳細は十分に明らかにされてはいない。著者らは運動が引き起こす血中中性脂肪の改善効果の分子機構に焦点を当て，分子細胞生物学的解析を行った。そのなかで，運動により筋肉細胞中のAMPキナーゼが活性化されることに着目し，AMPキナーゼを介した代謝改善効果の分子機構を明らかにすることを目指した[1]。

＊東京大学大学院農学生命科学研究科

2. 運動による骨格筋遺伝子発現変動

　通常食を摂取させたマウス（6週齢）を2群に分け，トレッドミル走行により1群に運動負荷を与えた。斜度10°，分速15mで30分の走行運動を4週間行わせた（週5回）。この運動負荷は中程度以上の負荷と考えられる。実験期間終了後，腓腹筋を採取し，RNAを抽出，リアルタイムPCR法にてエネルギー代謝に関連する主たる遺伝子について発現変動を追跡した。その結果，運動により遺伝子発現の上昇が認められるコアクチベーターperoxysome proliferator-activated receptor gamma coactivator-1α（PGC-1α）mRNAの有意な増加が確認された（図11-1A）。同時に，血中トリグリセリドを分解し中性脂肪を減少させる働きを持つlipoprotein lipase（LPL）mRNAの有意な上昇も認められた。運動によりLPL遺伝子発現が上昇することはすでに複数のグループから報告されている[2-4]。LPLはperoxysome proliferator-activated receptor（PPAR）ファミリーの応答遺伝子であることから，それらについて定量をしたところ，PPARγ1 mRNAの有意な上昇がみられた[5-7]。これら複数の遺伝子で認められた有意な発現上昇は，運動期間を短くした時，運動強度を穏やかにした時には顕著に現れなかった。一定以上の負荷が長期にわたってかかることが，腓腹筋における遺伝子発現に必要と考えられる。

　このような運動の効果は運動負荷の過程でAMPキナーゼが活性化されたことに起因すると予想された。そこで，AMPキナーゼ活性化剤である5-aminoimidazole-4-carboxamide ribonucleoside（AICAR）を腹腔に1日2回（200mg/kg），計3日間投与し，腓腹筋での遺伝子応答を解析した。その結果，運動負荷とほぼ同様の遺伝子発現パターンが腓腹筋で認められた（図11-1B）。CD36は脂肪酸輸送活性を有するトランスポーターであるが，この遺伝子発現はAICAR投与で有意に，運動負荷で$p<0.10$で上昇傾向が確認された。以上の結果は，AMPキナーゼ活性化により，PPARγ1，PGC-1αが発現亢進し，協調的にLPL遺伝子発現を正に制御していることを強く示唆している。

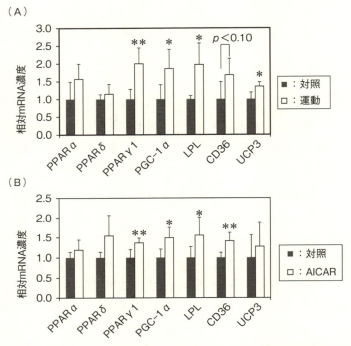

図11-1 運動ならびにAICAR投与によるマウス腓腹筋遺伝子発現変動
A：4週間の運動負荷を行ったマウスと行わなかったマウス（1群4匹ずつ）から腓腹筋を採取し，RNAを抽出した．各種遺伝子発現をリアルタイムPCR法により定量した．内部標準として18SリボソーマルRNAを用いて標準化した．
B：マウスに1日2回，AICARを腹腔投与した群としない群（1群5匹）を設け，それぞれから腓腹筋を回収し，上記同様に遺伝子発現を解析した．平均値±標準偏差．
＊：$p<0.05$，＊＊$p<0.01$．

3．培養筋管細胞を用いた遺伝子発現制御解析

筋芽細胞C2C12を筋管細胞へと分化させ，AMPキナーゼによる遺伝子発現制御について解析を行った．筋管細胞を種々の濃度のAICARで12時間処理し，AMPキナーゼのリン酸化，PPARγ1タンパク質発現についてウエスタンブロット解析を行った．AICAR濃度依存的にAMPキナーゼのリン酸化は亢進し

第11章 運動によるAMPキナーゼ活性化と転写制御による代謝改善効果　173

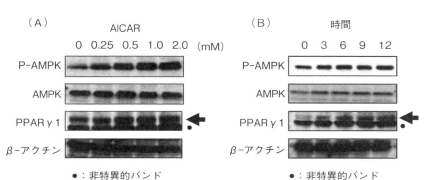

図11-2　AICARによるC2C12筋管細胞の培養
A：AICARを0〜2mM含む培地で12時間C2C12筋管細胞を培養した．各種タンパク質をウエスタンブロット法にて検出した．
B：C2C12筋管細胞を1mM AICARで12時間まで培養し，各種タンパク質をウエスタンブロット法にて検出した．

（リン酸化型が活性型），それに応じてPPARγ1タンパク質量も増加した（図11-2）．1mMのAICARで細胞を12時間まで培養すると，3時間後からAMPキナーゼのリン酸化亢進がみられ，同時にPPARγ1タンパク質の発現上昇も確認された．AICAR投与後の時間経過に従った各種遺伝子のmRNA量の変動を追跡した（図11-3）．PPARγ1 mRNAは投与3時間後から経時的に上昇し，PGC-1α mRNAの上昇は9時間以降に検出された．AICARの活性化阻害剤であるcompound CをAICARと同時投与すると，PPARγ1 mRNA上昇はキャンセルされ，AMPキナーゼ活性化がPPARγ1遺伝子発現を惹起することが示された（図11-4）．さらに，AMPキナーゼを活性化することが知られている薬物であるメトホルミン，あるいはH_2O_2で処理すると[8]，AICAR処理と同様にAMPキナーゼのリン酸化亢進，PPARγ1タンパク質発現上昇，さらにcompound Cでそのような作用が除去されることが確認された（図11-5）．以上の結果は，AICARによる作用が固有の薬物による特異的な作用ではなく，AMPキナーゼの活性化による作用であることを強く示唆している．

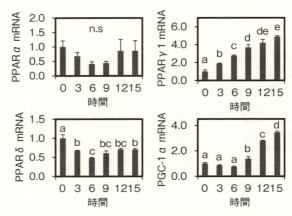

図11-3　C2C12筋管細胞の遺伝子発現解析

C2C12筋管細胞を1 mM AICARで15時間まで培養し，表示された時間で細胞を回収し，それぞれの遺伝子発現をリアルタイム PCR法で解析した（$n = 3$）。0時間を1.0として示した。

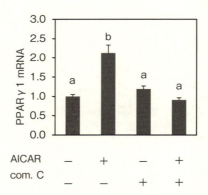

図11-4　compound CによるPPARγ1 mRNA量の評価

AMPキナーゼ阻害剤compound C（10mM）存在下，非存在下でAICARを含む培地で9時間培養した。AICAR, compound C非存在下でのPPARγ1 mRNA量を1.0として各条件で評価した（$n = 3$）。異なるアルファベット表示の群間に有意差あり（$p < 0.01$）。

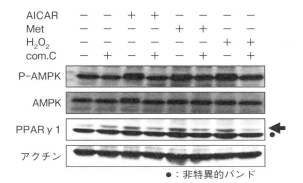

図11-5　AICAR，メトホルミン，H₂O₂処理におけるAMPキナーゼ活性化の比較
　C2C12筋管細胞をAICAR（1mM），Met（メトホルミン，2mM），H₂O₂（300mM），で12時間培養した。それぞれcompound C（10mM）を添加した細胞，しない細胞を設けた。各種タンパク質をウエスタンブロット法にて検出した。

4．PPARγ1発現上昇の分子機構

　AMPキナーゼの活性化に伴い，PPARファミリーのなかでPPARγ1が特異的な上昇を示した．mRNAが増加したことから，転写レベルで発現が亢進した可能性を想定した．そのために，マウスPPARγ1遺伝子の転写開始点上流を2kbまで遡り，この領域をレポーター遺伝子の上流に挿入し，レポーターアッセイを試みたがAICAR処理によって発現上昇は確認できなかった．さらにイントロン部位についても数十kbにわたり解析を試みたものの，転写制御を介して遺伝子発現が上昇している証拠を見いだすことができなかった．次の可能性としてPPARγ1 mRNAの安定性について解析を行った．細胞をアクチノマイシンD処理をして転写を停止させ，その後AICAR存在下でいったん合成された，PPARγ1 mRNAの分解を経時的に追跡した．AICAR不在下ではPPARγ1 mRNAはおよそ4時間の半減期で消失しているのに対して，AICAR存在下では半減期はおよそ12時間まで延長していた（図11-6A）．このような半減期延長効果は，compound C存在下ではキャンセルされた（図11-6B）．以

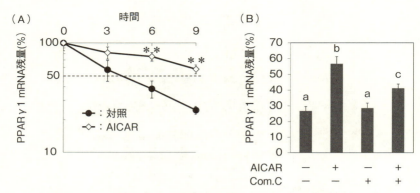

図11-6 AMPキナーゼはPPARγ1 mRNAを安定化させる

A：C2C12筋管細胞をアクチノマイシンD処理し、翻訳を抑制させた。その後、AICAR（1mM）を含む培地、含まない培地で9時間まで培養し、各時刻に細胞を回収した。PPARγ1 mRNA量をリアルタイム PCR法により定量した。内部標準として18S リボソーマル RNAを用いて標準化した（$n=3$）。＊＊：$p<0.01$。

B：Aと同様にして9時間培養を行った。compound C（10mM）を添加した細胞を設けた。9時間後のPPARγ1 mRNA量を0時間と比較して％表示した（$n=3$）。異なるアルファベット表示の群間に有意差あり（$p<0.01$）。

上の事実は、AMPキナーゼ活性化状況下では、PPARγ1 mRNAが安定化され、その結果タンパク質合成が上昇することを示している。現在までに種々のmRNAの安定性について解析が行われ、mRNA鎖の3′-非翻訳領域に半減期を早めるモチーフの存在が示されている。この領域はAUUUA様の配列をしたAU-rich配列と呼ばれている[9]。ヒト、マウス、ラットのPPARγ1 mRNAの3′-領域には5つのAU-rich様配列が存在し、種間で保存されている。さらに細胞質タンパク質のHuRがこの配列に結合し、mRNAの安定性を上昇させる事実、HuRはAMPキナーゼによるリン酸化を受け細胞質への局在が高まる事実を総合すると[10]、AMPキナーゼ活性化→HuR活性化→PPARγ1 mRNA安定化というシナリオは仮説として成立しうる。このようなmRNAの安定化機構を明らかにすべく、さらに解析を進める必要がある。

5．LPL遺伝子発現はPPARγ1により強く誘導される

　PPARファミリーは各組織で個別の発現パターンを有する。PPARαは肝臓等で発現が高く，PPARγは脂肪組織で，PPARδは骨格筋での発現が高い。運動ならびにAICAR刺激により骨格筋，筋管細胞においてPPARδ mRNAはわずかに上昇傾向にあるものの，有意な増加は示さなかった（図11-1～6）。それに対してPPARγ1は有意な上昇が認められたが，そもそも骨格筋でのPPARγ発現量は低いことから，この上昇は生理的に意味のある上昇かについて確認が必要である[11, 12]。そこでC2C12筋芽細胞にレンチウイルスでPPARγ1を遺伝子導入し，それから筋管細胞へと分化させた。Flagタグを付加したPPARγタンパク質をFlag抗体ならびにPPARγ抗体で検出した。その結果十分な発現が確認された（図11-7 矢印）。この時LPLタンパク質の過剰な発現亢進も確認された。さらに各種遺伝子発現を解析したところ，LPL mRNAが突出して40数倍まで増加していた（図11-8）。すなわちPPARγ1過剰発現に対して，LPL遺伝子は非常に高い感受性を持つことが明らかになった。そこでC2C12筋管細胞にAICARを長時間（36時間まで）処理した際の種々の遺伝子発現変動を追跡した（図11-9）。その結果，PPARγ1 mRNAはmRNAの安定化が十分に効果を及ぼす12時間後に十分な上昇が認められた。PGC-1α mRNA

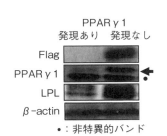

●：非特異的バンド

図11-7　レンチウイルスによるPPARγ1の過剰発現
　C2C12筋管細胞にレンチウイルスによりFlag-tag付きのPPARγ1を過剰発現させ，Flag抗体，PPARγ1抗体，LPL抗体を用いてタンパク質発現解析を行った。

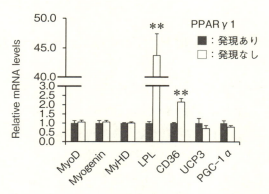

図11-8　PPARγ1の有無による遺伝子発現解析
PPARγ1過剰発現有無のそれぞれの細胞において，各種遺伝子発現解析を行った（$n=3$），＊＊：$p<0.01$。

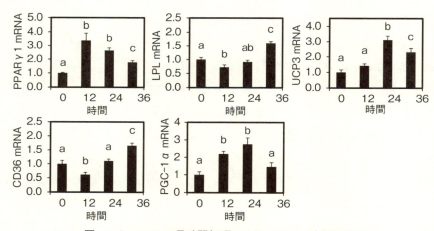

図11-9　AICAR長時間処理によるmRNAの定量解析
AICAR（1 mM）でC2C12筋管細胞を36時間まで長期培養した。各時間でそれぞれのmRNA量を定量解析した（$n=3$）。異なるアルファベット表示の群間に有意差あり（$p<0.01$）。

も同様な上昇傾向を示し，これら因子がタンパク質として機能するにはやや時間が必要であり，その結果LPL遺伝子発現は24時間以降に上昇している。CD36もPPARγ1/PGC-1αの制御を受けることから，同様の増加傾向を示した。UCP3はPPARγ1単独では十分に遺伝子発現が亢進しなかったが，PGC-1 α上昇条件下では24時間以降増加傾向を示した。これらの結果は，骨格筋LPL遺伝子発現はPPARγ1による転写支配を強く受け，運動，AMPキナーゼ活性化状況下において，PPARγ1/PGC-1αの協調的作用による発現亢進を受けることを示唆している。

6．筋管細胞でのPPARγ1発現抑制はLPL遺伝子発現を強く抑制する

前述したように，PPARファミリーのなかでδ型は骨格筋での発現が高く，骨格筋調節に深くかかわっていると信じられている。γ型の新たな生理的役割についてさらに詳細な解析をするために，内因性のPPARγ1発現をレンチウイルスshRNAを用いて低減させ，実験を行った。コントロールshRNA処理においては，AICAR投与によりAMPキナーゼのリン酸化（活性化），PPARγ1タンパク質の増加が認められたのに対し，shPPARγ1RNA処理によりPPARγ1タンパク質の増加はほぼ完全にキャンセルされた（図11-10）。PPARγ1発現抑制が分化そのものを抑制しないかについて，分化マーカーを3種類測定し

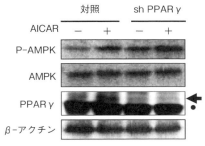

●：非特異的バンド，矢印：PPARγ1タンパク質

図11-10　PPARγ1ノックダウンはAICARによるLPL遺伝子発現亢進を抑制する
C2C12筋管細胞にレンチウイルスによりshPPARγを導入し，内因性PPARγ発現を減弱させた。AICAR（1 mM）で細胞を12時間培養し，各種タンパク質発現を解析した。

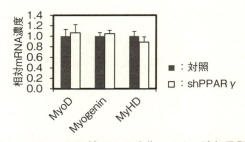

図11-11 real-time PCR法による分化マーカー遺伝子発現の測定

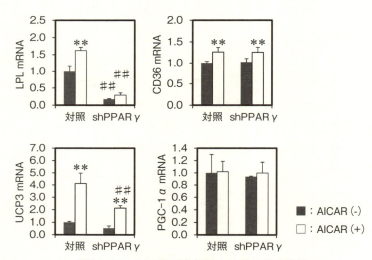

図11-12 AICARの有無によるRNA量の比較

　各種細胞をAICAR（1 mM）を含む，含まない培地で36時間培養し，RNA量を測定した（$n=3$）。

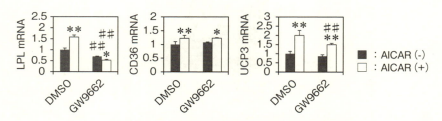

図11-13 GW9662によるC2C12筋管細胞培養

　C2C12筋管細胞をPPARγアンタゴニストであるGW9662（20mM）を含む，含まない培地で36時間培養し，RNA量を測定した（$n=3$）。＊＊：$p<0.01$。

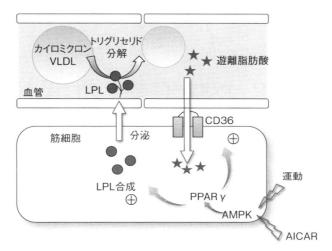

図11-14　骨格筋におけるAMPキナーゼ活性化を介したLPL産生上昇の意義
CD36：細胞内へ脂肪酸を輸送する脂肪酸トランスポーター．

たが，コントロールshRNAと比較して変化がなく（図11-11），筋管細胞への分化そのものは良好に進行していた（顕微鏡による目視においても）．この時，LPL mRNA量はshPPARγ1RNA処理により激減しており，発現量が低いと考えられているPPARγ1は通常状態でもLPL遺伝子発現に深く関与していることが明らかになった（図11-12）．さらにAICAR投与時にもLPL mRNA量はほとんど上昇せずに，骨格筋におけるLPL遺伝子発現制御はPPARγ1によって排他的に支配されていることがうかがえた．UCP3遺伝子発現についても同様のパターンが観察された．さらにこれら効果の検証として，PPARγアンタゴニストであるGW9662を細胞に処理してPPARγ活性を阻害した条件下でも同様の実験を行った．その結果，LPL，CD36，UCP3についてshRNA処理の結果と同様の結果が得られた（図11-13）．これらの知見より，骨格筋細胞において内因性のPPARγ1がLPL遺伝子発現を強力に制御し，運動，AMPキナーゼ活性化を介してLPL発現を上昇させると結論した．骨格筋から分泌されたLPLはその後，血管内皮細胞に留まり，血液中リポタンパク質トリグリセリドの分解を促すことにより血中中性脂肪濃度を減少させると考えられる（図11-14）．

7. おわりに

運動によるAMPキナーゼ活性化が中性脂肪を分解するLPL遺伝子発現を亢進する分子機構を明らかにした。本試験において非栄養素の機能には触れていないが，食品中のカテキン，ナリンゲニン，ヌートカトン等にはAMPキナーゼ活性化能があることは広く知られている[13-15]。したがって，運動によるAMPキナーゼ活性化を日常的な食生活のなかで一部達成できる可能性が想定される。そのような考え方に基づき，著者は，運動機能の一部を模倣する「運動機能性食品」を見いだし，それらを賢く活用して健康寿命の延伸を達成する可能性を提唱している。さらに科学的エビデンスの積み重ねをしていく必要がある。

文献

1) Sasaki T., Nakata R., Inoue H. et al.: Role of AMPK and PPARg1 in exercise-induced lipoprotein lipase in skeletal muscle. Am J Physiol Endcrinol Metab, 2014 ; 306 ; E1085-E1092.

2) Seip R.L., Angelopoulos T.J. and Semenkovich C.F.: Exercise induces human lipoprotein lipase gene expression in skeletal muscle but not adipose tissue. Am J Physiol Endcrinol Metab, 1995 ; 268 ; E229-E236.

3) Seip R.L., Mair K., Cole T.G. et al.: Induction of human skeletal muscle lipoprotein lipase gene expression by short-term exercise is transient. Am J Physiol Endcrinol Metab, 1997 ; 272 ; E255-E261.

4) Simsolo R.B., Ong J.M. and Kern P.A.: The regulation of adipose tissue and muscle lipoprotein lipase in runners by detraining. J Clin Invest, 1993 ; 92 ; 2124-2130.

5) Iwaki M., Matsuda M. and Maeda N.: Induction of adiponectin, a fat-drived antidiabetic and antiatherogenic factor, by nuclear receptors. Diabetes, 2003 ; 52 ; 1655-1663.

6) Tontonoz P., Hu E., Graves RA. et al.: mPPARγ2: Tissue-specific regulator of an adipocyte enhancer. Genes Dev, 1994 ; 8 ; 1224-1234.

7) Way J.M., Harrington W.W., Brown K.K. et al. : Comprehensive messenger ribonucleic acid profiling reveals that peroxisome proliferatoractivated receptor gamma activation has coordinate effects on gene expression in multiple insulin-sensitive tissues. Endocrinology, 2001 ; 142 ; 1269-1277.
8) Choi S.L., Kim S.J., Lee K.T. et al. : The Regulation of AMP-activated protein kinase by H_2O_2. Biochem Biophys Res Commun, 287 : 92-97, 2001.
9) Bevilacqua A., Ceriani M.C., Capaccioli S. et al. : Post-transcriptional regulation of gene expression by degradation of messenger RNAs. J Cell Physiol, 2003 ; 195 ; 356-372.
10) Martínez-Chantar M.L., Vázquez-Chantada M., Garnacho M. et al. : S-Adenosylmethionine regulates cytoplasmic HuR via AMP-activated kinase. Gastroenterology, 2006 ; 131 ; 223-232.
11) Ehrenborg E. and Krook A. : Regulation of skeletal muscle physiology and metabolism by peroxisome proliferator-activated receptor δ. Phalmacol Rev, 2009 ; 61 ; 373-393.
12) Yoon M. : The role of PPAR α in lipid metabolism and obesity : Focusing on the effects of estrogen on PPAR α actions. Pharmacol Res, 2009 ; 60 ; 151-159.
13) Zygmunt K., Faubert B., MacNeil J. et al. : Naringenin, a citrus flavonoid, increases muscle cell glucose uptake via AMPK. Biochem Biophys Res Commun, 2010 ; 398 ; 178-183.
14) Collins Q.F., Liu H.Y., Pi J. et al. : Epigallocatechin-3-gallate (EGCG), a green tea polyphenol, suppresses hepatic gluconeogenesis through 5'-AMP-activated protein kinase. J Biol Chem, 2007 ; 282 ; 30143-30149.
15) Murase T., Misawa K., Haramizu S. et al. : Nootkatone, a characteristic constituent of grapefruit, stimulates energy metabolism and prevents diet-induced obesity by activating AMPK. Am J Physiol Endocrinol Metab, 2010 ; 299 ; E266-E275.

第12章 ポリフェノールによるPPAR機能制御と骨格筋代謝改善効果

中田理恵子[*], 井上裕康[*]

1. はじめに

　骨格筋はヒトの体重の約40％を占める最大の臓器で，運動器として機能している。加齢に伴う骨格筋量や筋機能の低下は，身体ロコモーション機能の低下を招き，生活の質の維持に大きく影響する。一方で，肥満や糖尿病をはじめとしたさまざまな疾患において，骨格筋の機能低下，運動能力の低下が深く関与することが注目されている。骨格筋の代謝は，骨格筋自身だけでなく全身の代謝調節にもかかわっており，筋量・筋力の維持が生活習慣病を防ぐひとつの手段として考えられている。骨格筋代謝改善には，継続的な運動に加えて，骨格筋に作用して運動を模倣あるいは増強する食品機能成分の摂取が重要であると考えられている。本章では，食用植物からの骨格筋代謝改善が期待できる成分の探索および継続的な運動との併用効果について，著者らの最近の研究を紹介する。

2. 骨格筋代謝改善が期待できる機能成分の探索

(1) 核内受容体PPARを指標とした機能性評価

　毎日の食生活を通して健康維持に努めることは，健康長寿社会の実現のために重要である。機能性表示食品制度がスタートし，数多くの食品機能成分の効

---

[*]奈良女子大学研究院生活環境科学系

果が社会的に注目されるようになっている。しかしながら，その効果が発揮されるためにどのような分子が関与し制御されているのかについては，必ずしも十分に明らかにされていない。その理由のひとつに，食品機能成分は薬剤に比べて作用が弱いことが考えられる。この食品機能成分の特性が，副作用が少ないという長所とともに科学的検証を困難にしていると考えられる。しかし，その分子作用機構を解明することは非常に重要である。

　最近の食品機能研究では，食品成分が薬剤と同じ標的に作用して効果を発揮するという考え方に基づく研究が，多くなされるようになってきた。著者らは現在，生活習慣病の薬剤標的として認知されているペルオキシソーム増殖剤応答レセプター（peroxisome proliferator-activated receptor：PPAR）活性化を指標とし，食品機能成分の分子作用機構の解明を目指した研究を行っている。PPARは核内受容体スーパーファミリーに属するリガンド依存性転写因子で，α，β/δ，γの3つのサブタイプが存在し，脂質代謝，糖代謝，細胞増殖や分化に関与している[1-3]。αは主に肝臓に発現して脂肪燃焼に，β/δは骨格筋をはじめとしたさまざまな組織に発現して脂質燃焼や運動機能改善に，γは白色脂肪組織やマクロファージに発現して，インスリン感受性に関与することが報告されている。実際にαの合成リガンドのフェノフィブラートは脂質異常症改善薬として，γの合成リガンドであるチアゾリジン誘導体はインスリン抵抗性改善薬として使用されている[2]。β/δの合成リガンドは薬としては認められていないが，β/δを高発現させたマウスでは遅筋が増加し，持久力が増強されることが報告されている。また，不飽和脂肪酸やアラキドン酸由来のエイコサノイドが，PPARの内因性リガンドになることも明らかになっている。著者らは，食品成分のなかにも薬に比べると活性は低いものの，PPARを活性化する成分が存在し，長期間摂取することで骨格筋などの代謝改善効果を発揮すると考え，さまざまな食品成分からPPAR活性化能を有する成分のスクリーニングを行った。これまでに，ブドウや赤ワイン等に含まれるレスベラトロール[4,5]，レスベラトロールの四量体バチカノールC[5]，タイム油成分のカルバクロール[6]，レモングラス油成分のシトラール[7]，バラ油成分のシトロネロー

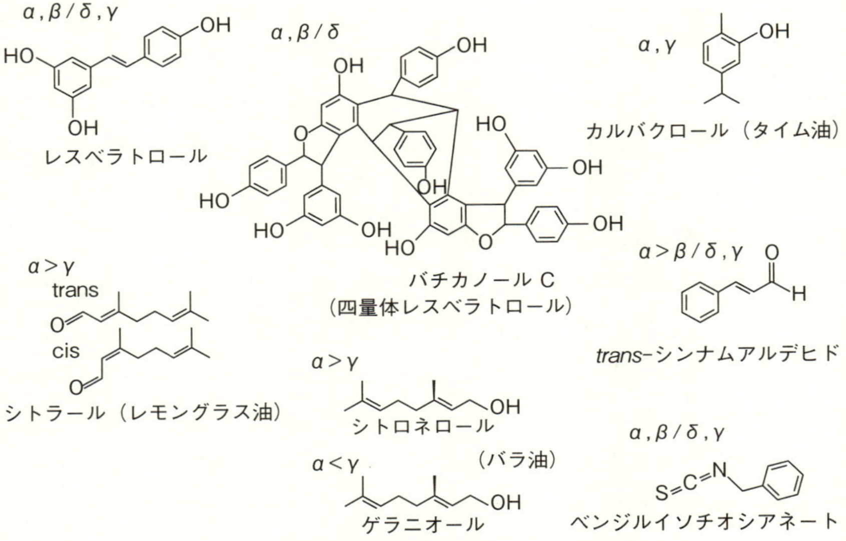

図12-1　PPARを活性化する食品成分

ルとゲラニオール[8]や，香辛料精油成分，辛味成分において，PPARサブタイプのすべて，あるいは一部を選択的に活性化することを明らかにしてきた[9]（図12-1）。以下では，レスベラトロールのPPARα活性化に関する著者らの研究を紹介する。

(2) レスベラトロールによるPPARα活性化

　レスベラトロールは，酵母，線虫，ショウジョウバエ，哺乳類において，NAD^+脱アセチル化酵素SIRT1の活性化を介して，カロリー制限を模倣し寿命の延長にかかわることが報告され[10-14]，その後レスベラトロールのさまざまな効果が報告されるようになった[15-17]。SIRT1は，細胞内のエネルギーホメオスタシスにおいて重要な役割を担っており，抗肥満やインスリン抵抗性の改善などレスベラトロールの生活習慣病予防効果の多くにSIRT1活性化が関与していると考えられている。しかしながら，レスベラトロールがSIRT1を直接活性化するかには議論がなされている[18-20]。著者らは，レスベラトロールを摂取した

マウスの肝臓において，SIRT1がPPARα依存的に発現誘導されることを明らかにしており，PPARαがレスベラトロールの最初の標的であると考えて研究を進めている。これまでにPPARα欠損マウスを用いた研究から，レスベラトロールが脳虚血モデルマウスにおいてPPARα依存的に脳梗塞を抑制し脳保護効果を持つこと[4]，高脂肪食とともにレスベラトロールを長期間摂取したマウスにおいて，PPARα依存的に白色脂肪量が減少し生存率が回復することなどを明らかにしている。さらに，レスベラトロールとその構造類似体のPPARα活性化の検討，PPARα結合ドメインのX線構造解析データに基づいたレスベラトロールの結合様式の予測から，これらの効果はレスベラトロールによるPPARαの直接的活性化が関与している可能性が高いことを見いだした[21]。

(3) cAMPによるレスベラトロールPPARα活性化の増強作用

レスベラトロールの新たな分子標的として，cAMP分解酵素・ホスホジエステラーゼ（phosphodiesterase：PDE）の活性阻害が報告されている[22]。そこで，PPARα活性化とPDE活性阻害との関係を検討したところ，PDE阻害剤，あるいはATPからcAMPを生成するアデニル酸シクラーゼの活性化剤の存在下，すなわち細胞内のcAMP量を増加させた条件では，レスベラトロールによるPPARα活性化が増強されることを見いだした[21]（図12-2）。注目すべきことに，細胞内cAMP量の増加によってはPPARα活性化が検出されなかった。この作用を生体内で考察してみる。レスベラトロールを摂取すると，PPARαが活性化するが，空腹時や運動などによってグリコーゲンが減少した時には脂質代謝が活性化し，β酸化-酸化的リン酸化-電子伝達系によって細胞内のATP増加とcAMP減少が生じる。その結果，PPARα活性化は抑制されるように調節されるが，レスベラトロールはPPARα活性化能とともにPDE阻害活性も有しているため，cAMP減少を抑制しPPARαを持続的に活性化する。そして，この制御がレスベラトロールを継続的に摂取した場合の効果に寄与していると考えている。

レスベラトロールの機能として，心血管系疾患の発症リスク軽減効果が注目

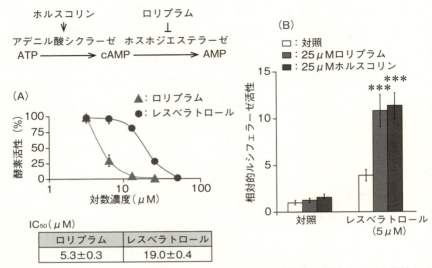

図12-2 cAMPはレスベラトロールによるPPARα活性化を増強する（文献[21] 一部改変）
A：レスベラトロールによるホスホジエステラーゼ活性の阻害。
B：ロリプラムまたはホルスコリンの存在下および非存在下でのレスベラトロールのPPARα活性化の検討。＊＊＊：$p<0.001$。

されている[23]。血管に対する作用として，血管拡張，血小板凝集抑制等にかかわる一酸化窒素（nitric oxide：NO）量の増加や血管内皮型NO合成酵素（endothelial nitric-oxide synthase：eNOS）の発現誘導が報告されている[24]。著者らは，正常ヒト臍帯静脈由来血管内皮細胞（human umbilical vein endothelial cells：HUVEC）を生理的条件により近い濃度のレスベラトロールで処理すると，SIRT1とともにeNOS遺伝子の発現が誘導されることを見いだした[25]。さらに，生体の恒常性維持にかかわるオートファジー関連遺伝子，活性酸素消去や抗炎症作用に関与する遺伝子の発現が誘導されることを明らかにした[25]。これらの遺伝子群の発現誘導が，心血管系に対するレスベラトロールの効果に関与している可能性がある。最近では，オートファジーの活性化にPPARα活性化[26]やcAMP[27]が関与することも報告されている。

3．食と運動による骨格筋代謝改善

(1) 継続的運動による骨格筋代謝改善

　骨格筋の代謝改善には，その効果を持つ食品機能成分の摂取と継続的な運動の組合せが有効であると考えられている。しかしながら，その分子作用機構については十分に解明されていない。そこでまず，継続的な運動がどのようなメカニズムで骨格筋代謝を改善するのかを検討した。脂質を燃焼しにくい系統（C57BL/6J）のマウスに，トレッドミルを用いた運動を負荷した。ある条件の運動を継続的に行うと，運動をしていないマウスに比べて，体重増加の抑制と白色脂肪重量の減少がみられる一方で，筋肉量の増加が認められた。さらに，筋肉で酸素の輸送・貯蔵に関与するミオグロビンや運動持久力にかかわるミオシン重鎖Ⅱaの遺伝子発現が誘導された。これらの効果は，1日の運動実施時間を長くし，実施期間を長くすることによって，より顕著となった。

　しかし，トレッドミルを用いた運動は，マウスに対して強制的に運動を負荷することになる。そこで，マウスで得られる結果をヒトへと応用することを考えて，回転車つきケージを用いて飼育を行った。マウスは自由に回転車に乗り，自発的に運動を行うことが可能で，生活リズムに合った継続的運動を負荷することが可能である。回転車つきケージで6週間飼育したマウスは，トレッドミルを用いた強制運動の場合と同様に，体重の増加抑制，筋肉量の増加，白色脂肪重量の減少が認められた。また，運動持久力に関連する遺伝子の発現が誘導され，自発的な継続的運動が筋肉に及ぼす影響が明らかとなった（図12-3）。

(2) レスベラトロールによる骨格筋代謝改善と継続的運動の併用効果

　レスベラトロールの摂取がミトコンドリアの機能を改善して，運動持久力を向上させることが報告されている[28]。そこで著者らは，レスベラトロール摂取による運動持久力への影響について，PPARα活性化関与の観点から評価した。

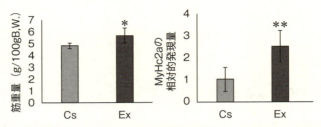

図12-3　自発的な継続運動による筋重量の増加と運動関連遺伝子の発現誘導
　Cs：回転車なしケージ，Ex：回転車つきケージ，MyHc2a（ミオシン重鎖Ⅱa）の遺伝子発現量は，Csに対する相対値で示した．＊：Csに対する有意差（＊：$p<0.05$，＊＊：$p<0.01$）．

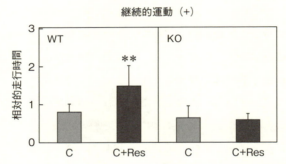

図12-4　レスベラトロール（Res）と継続的運動によるPPARα依存的な運動持久力の改善
　WT：野生型マウス，KO：PPARα欠損型マウス，走行時間は各群0週の時間を1とした時の相対値で示した．＊：WT-Cに対する有意差（＊＊：$p<0.01$）．

　マウスには週5日継続的な運動を負荷し，負荷前後での運動持久力を比較した．走り出してから走らなくなるまでの限界走行時間を比較したところ，レスベラトロールの摂取だけでは，限界走行時間の延長は認められなかったが，レスベラトロール摂取とともに，週5日間継続的な運動を負荷したマウスでは限界走行時間の延長が観察された．一方で，PPARα欠損型マウスでは走行時間の延長は認められなかった（図12-4）．さらに，継続的な運動を行わなかったマウスや，高脂肪食とともにレスベラトロールを摂取したマウスにおいても，このような走行時間の延長はみられなかった．レスベラトロールは，継続的運

動を組み合わせることによってPPARα依存的に運動持久力を改善すること，その効果は同時に摂取する食事に影響されることが明らかとなった．筋肉での遺伝子発現の変化を調べてみると，レスベラトロール摂取とともに継続的運動を行ったマウスで脂肪酸の輸送やβ酸化にかかわる遺伝子や運動持久力にかかわる遺伝子の発現が，PPARα依存的に誘導されていた．興味深いことに，継続的運動を行わなかったマウスでは，筋肉での誘導は認められず，PPARαが高発現する肝臓において，レスベラトロールによる脂質代謝関連遺伝子の発現誘導がみられた．

以上より，継続的な運動の負荷はレスベラトロールのPPARα活性化の作用を肝臓から筋肉に移行することで，運動機能改善効果を発揮する可能性が考えられた．レスベラトロールは，骨格筋に高発現するPPARβ/δも活性化することを，著者らは培養細胞系で明らかにしている[4,5]．レスベラトロール摂取と継続的運動の併用効果にPPARβ/δ活性化が関与するのかどうか，現在PPARβ/δ欠損マウスを用いて検討している．

（3）培養筋細胞に対するレスベラトロールの効果

以上のように，骨格筋の代謝改善には，食品機能成分の摂取だけでなく，骨格筋に継続的に機械刺激を加えることが重要であると考えられた．マウスでみられた骨格筋代謝改善の分子作用を明らかにするため，培養筋細胞に継続的運動を模倣した機械的刺激を加えながら培養し，現在詳細な検討を行っている．これに関連して，現在以下のような実験系を立ち上げている．ヒトの体を構成する筋肉は，骨格筋，平滑筋，心筋に分類される．骨格筋は随意筋で，自分の意思によって動かすことができるのに対し，胃・腸・血管等の平滑筋と心筋は不随意筋で，自分の意思で制御することはできない．上述したように，骨格筋では継続的に収縮運動を負荷することが代謝改善に重要であることがわかってきた．

一方で，心筋はヒトの一生を通して収縮運動（拍動）を続けなくてはならない．そこで，収縮運動を続ける細胞に対するレスベラトロールの効果を検討するために，著者らはヒトiPS細胞由来心筋細胞やマウス新生仔由来初代培養心

筋細胞を用いた実験を行っている。心筋特有の拍動を維持した状態で培養し，レスベラトロールの効果を調べたところ，ヒトiPS細胞由来心筋細胞ではPPAR α 応答遺伝子，SIRT1，オートファジー関連遺伝子，抗炎症および活性酸素捕捉に関連する遺伝子等が誘導されることを見いだした。骨格筋と心筋は必ずしも同じではないが，収縮運動を繰り返している細胞で起こる代謝変動の比較へと展開できると考えている。

4. おわりに

　超高齢社会を迎えたわが国において，生活習慣病を予防し，身体機能を高めて質の高い日常生活を送るために，骨格筋代謝改善の重要性が今後さらに注目されると考えられる。著者らは骨格筋代謝改善における継続的な運動の効果，および食品機能成分との組合せによる併用効果の可能性を見いだし，運動あるいは食品機能成分が筋細胞に対してどのように作用しているのか，その分子作用機構のさらなる解明に向けて研究を続けている。そして，ヒトにおける運動機能維持・改善効果の検証や，身体ロコモーション機能維持・改善に有効な機能性食品の開発に向けた科学的エビデンスの蓄積を目指したいと考えている。

文　献

1) Mangelsdorf DJ., Thummel C., Beato M. et al.：The nuclear receptor superfamily：the second decade. Cell, 1995；83；835-839.
2) Michalik L., Auwerx J., Berger J.P. et al.：International Union of Pharmacology. LXI. Peroxisome proliferator-activated receptors. Pharmacol Rev, 2006；58；726-741.
3) Sonoda J., Pei L. and Evans R.M.：Nuclear receptors：decoding metabolic disease. FEBS Lett, 2008；582；2-9.
4) Inoue H., Jiang XF., Katayama T. et al.：Brain protection by resveratrol and fenofibrate against stroke requires peroxisome proliferator-activated receptor α in mice. Neurosci Lett, 2003；352；203-206.

5) Tsukamoto T., Nakata R., Tamura E. et al.: Vaticanol C, a resveratrol tetramer, activates PPAR α and PPAR β / δ *in vitro* and *in vivo*. Nutr Metab, 2010；7；46.
6) Hotta M., Nakata R., Katsukawa M. et al.: Carvacrol, a component of thyme oil, activates PPAR α and γ and suppresses COX-2 expression. J Lipid Res, 2010；51；132-139.
7) Katsukawa M., Nakata R., Takizawa Y. et al.: Citral, a component of lemongrass oil, activates PPAR α and γ and suppresses COX-2 expression. Biochim Biophys Acta, 2010；1801；1214-1220.
8) Katsukawa M., Nakata R., Koeji S. et al.: Citronellol and geraniol, components of rose oil, activate peroxisome proliferator-activated receptor α and γ and suppress cyclooxygenase-2 expression. Biosci Biotech Biochem, 2011；75；1010-1012.
9) Nakata R., Takizawa Y., Takai A. et al.: Evaluation of food-derived functional ingredients according to activation of PPAR and suppression of COX-2 expression. Food Sci Technol Res, 2013；19；339-345.
10) Howitz K.T., Bitterman K.J., Cohen H.Y.et al.: Small molecule activators of sirtuins extend Saccharomyces cerevisiae lifespan. Nature, 2003；425；191-196.
11) Baur J.A., Pearson K.J., Price N.L. et al.: Resveratrol improves health and survival of mice on a high-calorie diet. Nature, 2006；444；337-342.
12) Lagouge M., Argmann C., Gerhart-Hines Z. et al.: Resveratrol improves mitochondrial function and protects against metabolic disease by activating SIRT1 and PGC-1alpha. Cell, 2006；127；1109-1122.
13) Feige J.N., Lagouge M., Canto C. et al.: Specific SIRT1 activation mimics low energy levels and protects against diet-induced metabolic disorders by enhancing fat oxidation. Cell Metab, 2008；8；347-358.
14) Pfluger P.T., Herranz D., Velasco-Migel S. et al.: Sirt1 protects against high-fat diet-induced metabolic damage. Proc Natl Acad Sci USA, 2008；105；9793-9798.
15) Lastra C.A. and Villegas I.: Resveratrol as an anti-inflammatory and anti-aging agent: mechanisms and clinical implications. Mol Nutr Food Res, 2005；49；405-430.
16) Baur J.A. and Sinclair D.A.: Therapeutic potential of resveratrol: the *in vivo*

evidence. Nat Rev Drug Discov, 2006 ; 5 ; 493-506.
17) Nakata R., Takahashi S. and Inoue H. : Recent Advances in the study on resveratrol. Biol Pharm Bull, 2012 ; 35 ; 273-270.
18) Kaeberlein M., McDonagh T., Heltweg, B. et al. : Substrate-specific activation of sirtuins by resveratrol. J Biol Chem, 2005 ; 280 ; 17038-17045.
19) Pacholec M., Bleasdale JE., Chrunyk B. et al. : SRT1720, SRT2183, SRT1460, and resveratrol are not direct activators of SIRT1. J Biol Chem, 2010 ; 285 ; 8340-8351.
20) Dai H., Kustigian L., Carney D. et al. : SIRT1 activation by small molecules : kinetic and biophysical evidence for direct interaction of enzyme and activator. J Biol Chem, 2010 ; 285 ; 32695-32703.
21) Takizawa Y., Nakata R., Fukuhara K. et al. : The 4'-OH hydroxy group of resveratrol is functionally important for direct activation of PPAR. PLoS ONE, 2015 ; 10(3) ; e0120865.
22) Park SJ., Ahmad F., Philip A. et al. : Resveratrol ameliorates aging-related metabolic phenotypes by inhibiting cAMP phosphodiesterases. Cell, 2012 ; 148 ; 421-433.
23) Renaud S. and De Lorgeril M. : Wine, alcohol, platelets, and Frech paradox for coronary heart disease. Lancet, 1992 ; 339 ; 1523-1526.
24) Wallerath T., Deckert G., Ternes T. et al. : Resveratrol, apolyphenolic phytoalexin present in red wine, enhances expression and activity of endothelial nitric oxide synthase. Circulation, 2002 ; 106(13) ; 1652-1658.
25) Takizawa Y., Kosuge Y., Awaji H. et al. : Upregulation of eNOS, SIRT1 and autophagy-related genes by repeated treatment with resveratrol in human umbilical vein endothelial cells. Br J Nutr, 2013 ; 110(12) ; 2150-2155.
26) Lee J.M., Wagner M., Xiao R. et al. : Nutrient-sensing nuclear receptors coordinate autophagy. Nature, 2014 ; 516(7529) ; 112-115.
27) Chen M.L., Yi L., Jin X. et al. : Resveratrol attenuates vascular endothelial inflammation by inducing autophagy through the cAMP signaling pathway. Autophagy, 2013 ; 9(12) ; 2033-2045.
28) Lagouge M., Argmann C., Gerhart-Hines Z. et al. : Resveratrol improves mitochondrial function and protects against metabolic disease by activating SIRT1 and PGC-1α. Cell, 2006 ; 127 ; 1109-1122.

第13章　萎縮筋における細胞内シグナルと
その制御による筋萎縮治療

二川　健[*]，平坂勝也[**]

1. はじめに

　骨格筋は神経活動，機械的刺激，ホルモン/増殖因子，サイトカインや栄養状態などさまざまなシグナルに応答して，筋線維サイズや筋機能を変化させる高い適応能力を持った組織である。筋肉量は成長や増殖因子によって増大する。しかしながら，廃用や絶食，加齢，がんカヘキシー，敗血症，糖尿病，慢性腎疾患など多くの病態では，タンパク質合成と分解のインバランスにより，筋肉量の減少が認められる。

　本章では萎縮筋でみられるタンパク質分解酵素，タンパク質分解に関与するシグナル伝達経路と筋萎縮予防のためのアプローチに関する知見を紹介したい。筋萎縮に関与する経路の分子機構の理解は，新しい治療法のアプローチの開発のために重要であると考える。

2. 筋萎縮に関与するタンパク質分解経路

　筋タンパク質を分解する経路は数種存在するが，どのタンパク質分解経路が萎縮筋において中心的な役割を果たしているかは，詳細にわかっていない。本節では，筋萎縮と関連が深いタンパク質分解経路（ユビキチン・プロテアソーム経路，オートファジー・リソソーム経路，カルシウム・カルパイン経路，カスパーゼ経路）について紹介する。

＊徳島大学医学部医科栄養学科，＊＊長崎大学大学院水産・環境科学研究科

(1) ユビキチン・プロテアソーム経路

　ユビキチン・プロテアソーム経路は、翻訳後修飾のひとつであるタンパク質のユビキチン化システムと、ユビキチン化したタンパク質の分解をつかさどるプロテアソームシステムから成る。

　ユビキチンは76個のアミノ酸残基から成る分子量8,600のタンパク質である。タンパク質のユビキチン化とは、ユビキチンのC末端のグリシン残基のカルボキシル基と標的タンパク質のリシン残基のアミノ基がイソペプチド結合することにより、ポリユビキチン鎖が形成されること（ポリユビキチン化）を指す。この反応はユビキチン活性化酵素（E1）、ユビキチン結合酵素（E2）、ユビキチンリガーゼ（E3）から構成された酵素群により触媒される（図13-1）。E1がATPのエネルギーを利用して、E1分子内のシステイン残基とユビキチンのC末端グリシン残基との間にチオエステル結合を形成する。次に、E2のシステイン残基へのユビキチンの転移反応が起こり、引き続きE3を介して直接的・間接的に標的タンパク質のリシン残基にユビキチンが付加される。ポリユビキチン化されたタンパク質は巨大な複合体タンパク質分解酵素である26Sプロテアソームによって認識され、分解される。これら酵素群において、基質の特性を決定するユビキチンリガーゼの発現上昇がユビキチン・プロテアソーム経路の活性化の鍵であると考えられている。筋萎縮に関与するユビキチンリガーゼについては次の節で詳しく述べる。

(2) オートファジー・リソソーム経路

　リソソームには70種類以上の加水分解酵素が存在している。各種インヒビターを用いた実験から、システインプロテアーゼ群は、リソソーム内タンパク質分解の主役となっていることが示されている。なかでもリソソームに局在する酸性のプロテアーゼの総称をカテプシンと呼び、カテプシンで最もその特徴が知られているものがカテプシンB、L、Hである。カテプシンは高等動物のほぼすべての組織や植物、原生動物に存在し、活性部位、基質特異性、阻害剤

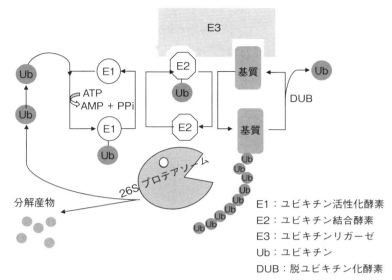

図13-1　ユビキチン・プロテアソーム経路

との相互作用，分子量などによって分類され，特異的に分解を行う。著者らの研究において，カテプシンB＋Lの活性は筋萎縮モデルラットの骨格筋で有意に増大することを見いだしている。しかしながら，システインプロテアーゼの阻害剤であるE-64は尾部懸垂による筋萎縮やミオシン重鎖の分解を抑制できなかった[1]。これらの結果は，カテプシン群が萎縮筋において，筋構成タンパク質分解ではなく，他の筋線維タンパク質を分解していることを示唆している。

　ユビキチン・プロテアソーム経路は異常なタンパク質などタンパク質1つひとつを認識して分解するのに対して，オートファジー・リソソーム経路は分解すべきタンパク質を大きな塊（バルク），またはオルガネラ全体を認識して分解している。オートファジー・リソソーム経路では，分解すべき細胞質成分を二重膜で隔離（オートファゴソームの形成）した後，リソソームと融合して内容物は分解される（図13-2）。出芽酵母の液胞形成に関する研究から，この過程に必須のタンパク質としてオートファジー関連遺伝子群（Atg）が同定された。Atgタンパク質はオートファジーのさまざまなステップで機能している。酵母

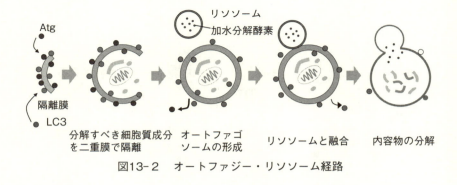

図13-2　オートファジー・リソソーム経路

Atg8のホモログであるLC3とGabarapは，絶食による筋萎縮や坐骨神経切除による筋萎縮において発現増大が認められる。一方，Atg7遺伝子欠損は坐骨神経切除による筋量減少を抑制することができなかった。このように，オートファジーは筋機能の維持にも必要であり，また，オートファジーの過剰な活性化は筋萎縮にも関与する。

(3) カルシウム・カルパイン経路

　カルパインは活性化にμM，mM程度のCaイオンを必要とするシステインプロテアーゼであり，通常は内因性インヒビター（カルパスタチン）によってその作用が抑えられている。μ-カルパイン，m-カルパインなど普遍的に存在するものと，骨格筋特異的に存在するカルパイン3（p94）などが代表的である。骨格筋細胞内のカルシウム（Ca）イオン濃度は生理的条件下では10^{-8}〜10^{-7}M程度であるが，細胞内に刺激が加わると，細胞外からのCaイオンの流入や細胞内のCaイオンの放出によって細胞内のCa濃度が上昇し，カルパインが活性化される。活性化したカルパインは，細胞骨格関連タンパク質や酵素を限定分解する。筋ジストロフィーにおける筋機能低下は，細胞内Ca濃度の上昇により，カルパインの発現上昇や活性化を引き起こしたことが原因であると報告されている。同様に，筋ジストロフィーのモデルマウスである*mdx*マウスにおけるカルパスタチンの強発現は，筋ジストロフィーの進行を抑制することが示されて

いる。このことは，カルパインが筋ジストロフィーなどの筋疾患において重要な働きをしていることを示すものである[2]。これまでの著者らの研究において，カルパインは廃用性筋萎縮のモデルである尾部懸垂による筋萎縮では発現上昇が認められず，さらにシステインプロテアーゼの阻害剤でこのモデル動物を処理しても筋タンパク質の分解を抑制できなかった[1]。肢帯型筋ジストロフィーはカルパイン3の変異が原因であることを考慮すると，カルパインは廃用性の筋萎縮ではなく筋ジストロフィーに関係する筋萎縮において重要な働きをしていることが考えられる。

(4) カスパーゼ経路

　カスパーゼはアポトーシスに関与するシステインプロテアーゼである。カスパーゼは正常な細胞にも不活性な状態で発現しており，カスパーゼ自身が切断されることにより活性化が起こる。具体的には，細胞内にシグナルが入ると，イニシエーターカスパーゼ（カスパーゼ-8，-9，-10）がエフェクターカスパーゼ（カスパーゼ-3，-6，-7）を切断することでエフェクターカスパーゼが活性化され，アポトーシス誘導に関与する。カスパーゼカスケードには2つの主要な経路が知られている。ひとつはFasLやtumor necrosis factor-α（TNF-α）をリガンドとするデスレセプターを介して，イニシエーターカスパーゼの活性化が起こった後，エフェクターカスパーゼが活性化される経路，もうひとつは，ミトコンドリアから放出されたチトクロームcがATP存在下でApaf-1のオリゴマー化を誘導し，アポトソーム（apoptosome）を形成する経路である。その後アポトソームはカスパーゼ-9と結合して活性化し，アポトーシスが開始される。ミトコンドリア量の減少やミトコンドリア機能に異常が認められる坐骨神経切除による筋萎縮は，カスパーゼ-3の活性化を誘導する。実際に，カスパーゼ-3の欠損はアポトーシスを抑制することで坐骨神経切除による筋萎縮に対して抵抗性を示すことが報告されている[3]。さらに，アクトミオシン複合体はリコンビナントカスパーゼ-3添加によって限定分解を受け，分解鎖産物である14kDaアクチンフィラメントの蓄積後，ユビキチン・プロテアソー

ム経路により分解される。このように，筋タンパク質分解の初期ではカスパーゼ-3の活性化が引き起こされることが示されている。しかしながら，尾部懸垂による筋萎縮においては，アポトーシスは誘導するが，カスパーゼ-3は活性化されないことが報告されている[4]。したがって，カスパーゼの活性化は筋萎縮モデルによって異なることが考えられる。

3．筋萎縮に関与するユビキチンリガーゼ

　著者らは萎縮したヒト大腿四頭筋骨格や宇宙フライトしたラットの腓腹筋中でユビキチン化タンパク質が蓄積することを観察した[1, 5]。このように，廃用性萎縮筋（寝たきりや宇宙フライトなど筋肉に負荷がかからない状態での筋萎縮）ではユビキチン・プロテアソーム経路の分解経路が重要な働きをしている。atrogin-1とmuscle RING finger 1 (MuRF1) は骨格筋，心筋に特異的に発現しているユビキチンリガーゼである。atrogin-1とMuRF1ノックアウトマウスは，それぞれ坐骨神経切除による萎縮筋に対して抵抗性を示すことから，筋萎縮の原因因子として知られるようになった[6, 7]。一方，casitas B-lineage lymphoma proto-oncogene b (Cbl-b) はユビキタスに発現し，Cbl-bノックアウトマウスは尾部懸垂による筋萎縮に対して抵抗性を示す。以前著者らが行ったマイクロアレイの結果において，微小重力環境下で発現が増大したユビキチンリガーゼの特徴についてそれぞれ説明する[8]。

(1) atrogin-1

　atrogin-1は構造中にF-Boxドメインを有する。F-Boxドメインを持つatrogin-1はSkp1と結合し，Cul1，Rbx1と複合体を形成し（SCF複合型），ユビキチンリガーゼとして機能する（図13-3）。また，atrogin-1はN末端側にロイシンジッパーやロイシンリッチドメインを持ち，C末端側にPDZモチーフを有する。興味深い点は，atrogin-1の構造中に核内移行シグナルを有していることである。atrogin-1はeukaryotic initiation factor 3 subunit 5 (eIF3-f) や

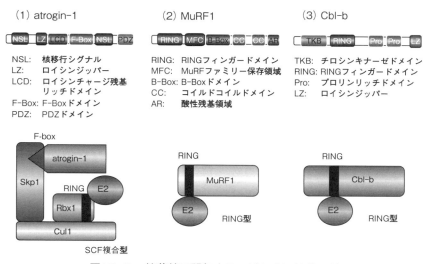

図13-3 筋萎縮に関与するユビキチンリガーゼ

MyoDのような核内に存在し，筋肉の合成や分化を制御するような転写因子と結合し，分解を行っていることが報告されている[9,10]。eIF3-fは細胞質に局在しているが，C2C12筋管細胞において，飢餓によって誘導された筋管萎縮時にはeIF3-fの核内局在が報告されている。これらの知見はatrogin-1が筋肉の増殖や分化を制御する転写因子や翻訳開始因子をターゲットとしており，筋タンパク質合成や筋増殖を調整していることを示唆する。

(2) MuRF1

MuRF1は初め，巨大なサルコメアタンパク質であるタイチンのキナーゼドメインと結合するmuscle-specific RING finger（MuRF）タンパク質として同定された。その名前の由来のとおり，MuRF1は構造中にユビキチンリガーゼとして機能するRING fingerドメインを有する（図13-3）。MuRF1はタイチン以外にも，トロポニンⅠ，myosin-binding protein C，ミオシン重鎖，myosin light chain-1（MLC1）やMLC2のような筋肉を構成するタンパク質と結合してユビキチン化を誘導し，ユビキチン・プロテアソーム経路により分解す

る[11-13]。興味深いことに，MuRF1とMuRF3（MuRF1のホモログ）のダブルノックアウトマウスは骨格筋や心筋において，ミオシン重鎖の蓄積が認められる[14]。したがって，生理的条件下において，MuRF1は筋構成タンパク質をユビキチン化し，分解することによって，骨格筋や心筋の構造維持において重要な役割を果たしていることが示唆される。近年の酵母ツーハイブリッドシステムを用いた研究において，ピルビン酸デヒドロゲナーゼ（pyruvate dehydrogenase：PDH）やそのネガティブレギュレーターであるピルビン酸デヒドロゲナーゼキナーゼ（pyruvate dehydrogenase kinase：PDK）のような糖質や脂質代謝に関与する分子とMuRF1が結合することが報告された[15]。これらの知見は，MuRF1が筋構成タンパク質だけでなく，骨格筋内のエネルギー代謝調節にも関与していることを示す。しかしながら，詳細なメカニズムはわかっていないため，今後の研究が期待される。

(3) Cbl-b

Cbl-bはがん遺伝子であるc-Cblとホモロジーを持つ遺伝子としてみつかってきた。Cbl-bは，中央にユビキチンリガーゼとしての機能を特徴づけるRINGフィンガードメインを有する。N末端にはTKBドメインを有しており，受容体型チロシンキナーゼシグナルを負に調節する働きを持つ（図13-3）。著者らはCbl-bが骨格筋の増殖因子シグナル（insulin-like growth factor 1：IGF-1）の重要なアダプタータンパク質であるinsulin receptor substrate-1（IRS-1）と結合することで，IRS-1のユビキチン化・分解を誘導することを見いだした[16]。興味深いことに，Cbl-bノックアウトマウスは尾部懸垂による筋萎縮によって引き起こされる遅筋の速筋化には抵抗性を示さなかったが，筋線維萎縮に対しては抵抗性を示した[16]。IGF-1シグナルの下流にあるAkt-1は筋細胞のタンパク質合成や増殖に関与する分子であるglycogen synthase kinase 3（GSK3）や mammalian target of rapamycin（mTOR），p70 S6 kinase（S6K）を調節していることから，Cbl-bはIGF-1に対する筋細胞のAkt依存的な増殖応答を制御していることが示唆される。

4．萎縮筋におけるユビキチンリガーゼの活性化と発現調節

　atrogin-1やMuRF1，Cbl-bノックアウトマウスは通常飼育では表現型を示さないが，いったん，坐骨神経切除などのストレスが加わると，これらノックアウトマウスは筋萎縮に対する抵抗性といった表現型を示す[6,7,16]。このように，生理的な条件下では，ユビキチンリガーゼは筋肉内の恒常性維持を行っているが，ストレスなどによりユビキチンリガーゼの発現が増加すると筋タンパク質分解の亢進を引き起こし，筋萎縮に至ることが示唆される。筋萎縮のマーカーとして知られるようになった筋特異的ユビキチンリガーゼatrogin-1とMuRF1のmRNAレベルはさまざまな病態において発現増大が認められる[17]（表13-1）。表13-1にも示されたように，ヒト萎縮筋においてもatrogin-1やMuRF1の発現増大が認められることから，これらユビキチンリガーゼは創薬のターゲットになっている。しかしながら，ヒトにおいて，ギプス固定やベッドレストの期間の長さに応じて，これら筋特異的ユビキチンリガーゼの発現パターンが異なることが報告されており，どの時期にこれらユビキチンリガーゼがドミナントに作用するかはわかっていない。一方，げっ歯類を用いた廃用性筋萎縮モデル（ギプス固定，尾部懸垂，坐骨神経切除）において，atrogin-1とMuRF1の発現は早期（48時間以内）に増大が認められ，その後7〜10日間，発現は維持され，14日後ではベースラインまで発現量は減少する[18]。したがって，ユビキチンリガーゼの発現調節機構の理解は筋萎縮予防の手掛かりになることが考えられる。本節では筋特異的ユビキチンリガーゼの発現を調節しているシグナルについて説明する。

（1）IGF-1/forkhead box O（FOXO）シグナル

　IGF-1は，骨格筋や骨の成長に重要な役割を持つ因子であり，肝臓，筋細胞，

表13-1　Atrogin-1，MuRF1の発現が増大する筋萎縮モデル[17]

筋萎縮モデル	遺伝子	種
絶食	atrogin-1, MuRF1	マウス
グルココルチコイド	atrogin-1, MuRF1	マウス，ラット
坐骨神経切除	atrogin-1, MuRF1	マウス，ラット
脊椎離断	atrogin-1, MuRF1	マウス，ラット，ヒト
尾部懸垂	atrogin-1, MuRF1	マウス，ラット
ギプス固定	atrogin-1, MuRF1	マウス，ラット，ヒト
ベッドレスト	atrogin-1	ヒト
模擬ICU	atrogin-1, MuRF1	ラット
機械的人工呼吸	atrogin-1, MuRF1	マウス，ヒト
機械的人工呼吸	atrogin-1	ウサギ
慢性腎疾患	atrogin-1, MuRF1	マウス
糖尿病	atrogin-1, MuRF1	マウス
糖尿病	atrogin-1	ラット
敗血症	atrogin-1, MuRF1	ラット
LPS注射	atrogin-1, MuRF1	マウス，ラット
カヘキシー	atrogin-1, MuRF1	マウス，ラット
HIV	atrogin-1	ラット
慢性閉塞性肺疾患（COPD）	atrogin-1, MuRF1	ヒト
加齢	atrogin-1, MuRF1	ラット
加齢	MuRF1	ヒト
筋萎縮性側索硬化症	atrogin-1	ヒト
アルコール	atrogin-1, MuRF1	ラット
脊髄筋萎縮	atrogin-1, MuRF1	マウス，ヒト
心不全	atrogin-1, MuRF1	ラット
宇宙飛行	atrogin-1	マウス
宇宙飛行	MuRF1	ラット
熱傷	atrogin-1, MuRF1	ラット
炎症性サイトカイン	atrogin-1, MuRF1	マウス
喫煙	atrogin-1	ヒト
筋炎	atrogin-1	ヒト
急性肺損傷	atrogin-1, MuRF1	マウス
スタチン	atrogin-1	ヒト
関節炎	atrogin-1, MuRF1	ラット
肺動脈高血圧	atrogin-1, MuRF1	ヒト
低酸素	atrogin-1, MuRF1	マウス
膝関節形成術	atrogin-1, MuRF1	ヒト

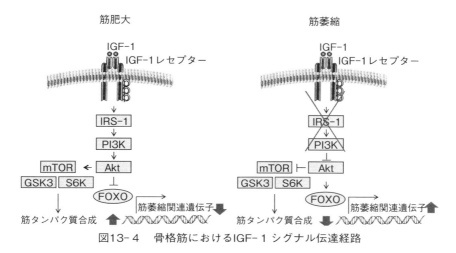

図13-4　骨格筋におけるIGF-1シグナル伝達経路

骨芽細胞で合成される。また，そのレセプターはさまざまな細胞や組織に存在し，筋線維の増殖や肥大を調節することがよく知られている。IGF-1がIGF-1レセプターに結合すると，受容体自身の活性化が促進され，リン酸化を介して下流分子へとシグナルが伝わっていく。活性化されたIGF-1レセプターは基質であるインスリン受容体基質タンパク質（IRS-1）のチロシン残基をリン酸化する。その後，phosphoinositide-3-kinase（PI3K），Aktへとリン酸化を介してシグナルが伝わっていく（図13-4左）。Aktの活性化は転写因子であるFOXOのリン酸化を引き起こし，FOXOの核内移行を阻害する。FOXO転写因子はユビキチン・プロテアソーム分解経路に関与する筋特異的ユビキチンリガーゼatrogin-1，MuRF1発現やオートファジー関連遺伝子群の発現を誘導し，筋タンパク質異化作用に寄与している。これに対して，筋萎縮時にはIGF-1シグナル経路が負に調節されることで，FOXOの負の制御が起こらず，FOXOの活性化がみられる（図13-4右）。実際に，Aktによってリン酸化されるFOXOの3つのリン酸化部位を不活化したミュータントはatrogin-1のプロモーター活性を促進し，筋管や筋線維萎縮を引き起こすことが報告されている[19]。また，オートファジー関連遺伝子であるLC3やBnip3はFOXO3を介してその発現が調

節されており，特に，Bnip3はオートファゴソーム形成を誘導し，FOXO3によるオートファジーの誘導に応答している。先にも述べたように，Aktは筋細胞のタンパク質合成や増殖に関与する分子であるmTORやGSK3, S6Kを調節している。このようにIGF-1シグナルを介したAktの活性化は筋細胞タンパク質の合成を促進し，分解を抑制している。IGF-1は肝臓だけでなく筋・骨において生成され，オートクラインあるいはパラクラインにより作用するため，筋萎縮などでみられるIGF-1発現の抑制やIGF-1シグナルの減弱は筋機能維持において，非常に大きな問題となる。

(2) nuclear factor-κB（NF-κB）シグナル

MuRF1の発現はFOXOだけでなく，炎症性サイトカインにより活性化される転写因子であるNF-κBにおいてもその発現が調節される。NF-κBシグナル経路の活性化は液性因子であるTNF-αの亢進が認められるがんカヘキシーによる筋萎縮で観察される。NF-κBの阻害分子であるIκBαの筋特異的トランスジェニックマウスは筋萎縮に対して抵抗性を示す。同様に，IκBの分解を促進するIκBキナーゼβの筋特異的なトランスジェニックマウスは筋肉の分解の亢進が認められる[20]。近年の研究において，NF-κBを活性化するサイトカインであるTNF-related weak inducer of apoptosis（TWEAK）がMuRF1の発現を上昇させ，筋タンパク質の分解を進行させることが示された[21]。TWEAKトランスジェニックマウスはatrogin-1ではなく，MuRF1増加に伴うミオシン重鎖の分解を引き起こす。また，TWEAKノックアウトマウスは，筋萎縮に対して抵抗性を示すことが報告されている[22]。これらの知見は，MuRF1がFOXOシグナル経路だけでなく，サイトカイン・NF-κBシグナル経路においてもまた，その発現が調節されていることを示す。

5．栄養素による筋萎縮予防効果

現在行われている廃用性筋萎縮に対する予防・治療法は，レジスタントト

レーニング，いわゆる筋力トレーニングのみであり，食事療法や薬物療法もいまだその効果が確立されていない．同様に，廃用性筋萎縮以外の筋萎縮においても食事療法や薬物療法はいまだ確立されていないのが現状である．本節では薬物療法ではなく，副作用の少ない食品由来の栄養成分を用いた筋萎縮予防効果の試みについて紹介する．

（1）IGF-1シグナル経路をターゲットとした栄養素由来の阻害剤

　廃用性筋萎縮でみられる萎縮筋ではIGF-1シグナルの減弱が認められる．先にも述べたように，著者らはCbl-bが筋のIGF-1シグナルの重要なアダプタータンパク質であるIRS-1と結合することで，IRS-1のユビキチン化・分解を誘導することを見いだした．興味深いことに，Cbl-bはunloadingストレス（力学的な負荷がかからない状態）などの刺激によって，筋において，その発現が誘導される．したがって，Cbl-bの発現を抑制することでunloadingストレスにより引き起こされるIGF-1シグナル抵抗性を改善しうることが示唆される．これまでの研究において，Cbl-bのTKBドメインがリン酸化したIRS-1を認識し，結合することがわかってきたため，著者らはデコイとしてリン酸化したIRS-1様の合成ペプチドを作製し，Cbl-bによるIRS-1のユビキチン化阻害を試みた．その結果，無細胞系ユビキチン化アッセイにより，最も強いIRS-1のユビキチン化阻害活性を持つペンタペプチドDGpYMPを見いだし，Cbl-b inhibitor（Cblin）と名づけた．このCblinは細胞培養系や動物実験においても同様の結果を示した．しかしながら，Cblinはペプチドであるため，実用化に向けて生体内での分解を防ぐ必要性がある．著者らは生体内で膜アンカー作用を持ち，ペプチドの細胞膜透過性，安定性を高めるミリストイル基をN端に修飾させることによりCblinの高機能化を行った．この高機能化Cblinは未修飾のCblinより低濃度でユビキチン化阻害効果を示した[23]．さらに効率よくペプチドを細胞内に導入する際にアテロコラーゲンを用いた．生理的条件において，アテロコラーゲンはウシ真皮のⅠ型コラーゲンを由来とする正電荷を帯びたバイオマテリアルであり，負の電荷を帯びたDNAやsiRNAなどを培養細胞や生体に導入

する際の導入担体として用いられている。Cblinはアスパラギン酸やリン酸化チロシンなど負の電荷を帯びたアミノ酸を含むため，効率よくペプチドが導入されることが考えられる。実際に，アテロコラーゲンを用いたCblin処理はCblinのみの処理と比較して飢餓による筋管細胞萎縮を有意に抑制することがわかってきた[24]。このように，IGF-1シグナルをターゲットとしたCblinは筋萎縮予防に有効であると考えられる。一方で，大豆に含まれる11Sグリシニンタンパク質にCblinと類似した配列が存在する。そこで，*in vivo*での大豆グリシニンの筋萎縮に対する効果を検討したところ，大豆グリシニンを経口摂取させたマウスでは坐骨神経切除による筋萎縮に対して抵抗性を示した[25]。加えて，大豆グリシニンはIRS-1の分解とユビキチン化も抑制した。したがって，大豆タンパク質を摂取することで筋萎縮の予防効果が期待でき，有用な食材になりうることが示唆された。

(2) ビタミンDの筋萎縮予防

ビタミンDは腸からのCa^{2+}吸収促進や腎臓でのCa^{2+}再吸収促進，血中Ca低下時に骨吸収を促進し，血中Ca濃度を高めるなど生体のCaの恒常性維持作用がよく知られており，骨代謝と密接に関係している。興味深いことに，ビタミンDレセプターは骨だけでなく骨格筋においても存在することが確認されている。実際に，ビタミンD欠損やビタミンDレセプターのミュータントは骨萎縮以外にもタイプII線維特異的に筋萎縮を引き起こす[26]。同様に，ビタミンDレセプターのノックダウンはC2C12筋細胞において，分化能や筋管成熟の低下の結果を招く。ビタミンDの筋への作用としてはTGF-βファミリーであるミオスタチンの発現を阻害することによって，筋管細胞サイズ増大や筋分化を促すことが見いだされている。ミオスタチンはSmadファミリータンパク質やユビキチン・プロテアソームシステムに作用することによって筋量を負に調節する。ミオスタチンの骨格筋特異的なトランスジェニックマウスは筋萎縮を引き起こし，逆に，ミオスタチンノックアウトマウスは筋線維の肥大を示す。同様に，ミオスタチンノックアウト筋管細胞はAktシグナル経路とタンパク質合成

の活性化を示す。近年の研究において，ミオスタチンはSmad2/3の活性化によりAktのリン酸化阻害を介して活性化FOXOを増大させ，筋萎縮関連遺伝子群であるatrogin-1やMuRF1の発現を増大させることが示された[27]。したがって，ビタミンDはミオスタチンを介してIGF-1シグナルを制御しうることが考えられ，筋萎縮予防の鍵となることが示唆される。適切な用量や時期などはまだ明確にはされていないが，ビタミンDの補充により，特に高齢者において，筋機能改善に効果があると期待できる。

6．非栄養素による筋萎縮予防効果

野菜・果実や穀類・豆類等の植物性食品に広範囲に含まれる非栄養素であるフラボノイド類は強い抗酸化作用を有することから，健康維持のみならず酸化ストレスがかかわるとされるさまざまな生活習慣病や老化プロセスの予防に有効であることが知られている。また，筋萎縮に対してもフラボノイド類は予防効果が示されている。本節では著者らが得たイソフラボンの筋萎縮に対する作用について紹介する。

(1) 筋萎縮に対するイソフラボンの効果

大豆に含まれているイソフラボン類はエストロゲンとよく似た構造をしており，エストロゲン様の作用を示す。一方，エストロゲンレセプターを欠損した腫瘍細胞において，ゲニステインやダイゼインなどのイソフラボンは転写因子であるNF-κBの活性化を阻害する[28]。この結果は，イソフラボンがエストロゲン様以外の作用によりNF-κBの転写活性阻害をしていることを示す。著者らは，マウス由来C2C12筋管細胞を用いて，大豆由来成分であるゲニステインとダイゼインが脱アセチル化酵素であるSIRT1の発現を上昇させ，TNF-αによって誘導されるMuRF1の転写活性を阻害することを報告した[29]。このMuRF1転写抑制はNF-κBの脱アセチル化に起因する（図13-5）。さらに，粗精製大豆イソフラボンを重量比0.4％で配合した飼料を給餌されたマウスは

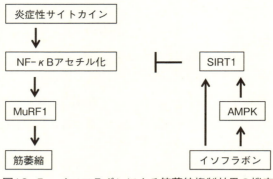

図13-5　イソフラボンによる筋萎縮抑制効果の機序

atrogin-1やMuRF1の発現を抑制することで，骨神経切除やがんカヘキシーによる筋萎縮に対して抵抗性を示した[30]。興味深いことに，がんカヘキシーモデルを用いた実験において，イソフラボンはがん細胞ではなく筋細胞に特異的に作用することを見いだした。このように大豆イソフラボンは骨格筋に直接作用し，筋機能改善効果を示す。したがって，大豆由来イソフラボンを用いた機能性食材は筋萎縮を予防することが示唆された。

7．おわりに

2013年12月，「和食；日本人の伝統的な食文化」がユネスコ無形文化遺産に登録された。日本食には海藻，魚，大豆などが食材として使用され，これらはフラボノイド類，分枝アミノ酸，ペプチドなど筋萎縮予防に効果を示すであろう成分を多く含む。副作用の少ない食品由来の機能性栄養素の開発が，今後ますます注目されることは間違いないだろう。寝たきり患者の数が急増している昨今，筋萎縮に有効なより特異的な食材が開発できることを期待している。

文　献

1) Ikemoto M., Nikawa T., Takeda S. et al.：Space shuttle flight (STS-90)

enhances degradation of rat myosin heavy chain in association with activation of ubiquitin-proteasome pathway. FASEB J, 2001；15；1279-1281.
2) Spencer M. J. and Mellgren R. L.：Overexpression of a calpastatin transgene in mdx muscle reduces dystrophic pathology. Hum Mol Genet, 2002；11；2645-2655.
3) Plant P. J., Bain J. R., Correa J. E. et al.：Absence of caspase-3 protects against denervation-induced skeletal muscle atrophy. J Appl Physiol, 2009；107；224-234.
4) Siu P. M., Pistilli E. E. and Always S. E.：Apoptotic responses to hindlimb suspension in gastrocnemius muscles from young adult and aged rats. Am J Physiol Regul Integr Comp Physiol, 2005；289；R1015-R1026.
5) Ogawa T., Furochi H., Mameoka M. et al.：Ubiquitin ligase gene expression in healthy volunteers with 20-day bedrest. Muscle Nerve, 2006；34；463-469.
6) Bodine S. C., Latres E., Baumhueter S. et al.：Identification of ubiquitin ligases required for skeletal muscle atrophy. Science, 2001；294；1704-1708.
7) Gomes M. D., Lecker S. H., Jagoe R. T. et al.：Atrogin-1, a muscle-specific F-box protein highly expressed during muscle atrophy. Proc Natl Acad Sci USA, 2001；98；14440-14445.
8) Nikawa T., Ishidoh K., Hirasaka K. et al.：Skeletal muscle gene expression in space-flown rats. FASEB J, 2004；18；522-524.
9) Lagirand-Cantaloube J., Offner N., Csibi A. et al.：The initiation factor eIF3-f is a major target for atrogin1/MAFbx function in skeletal muscle atrophy. EMBO J, 2008；27；1266-1276.
10) Tintignac L. A., Lagirand J., Batonnet S. et al.：Degradation of MyoD mediated by the SCF (MAFbx) ubiquitin ligase. J Biol Chem, 2004；280；2847-2856.
11) Kedar V., McDonough H., Arya R. et al.：Muscle-specific RING finger 1 is a bona fide ubiquitin ligase that degrades cardiac troponin I. Proc Natl Acad Sci USA, 2004；101；18135-18140.
12) Clarke B. A., Drujan D., Willis M. S. et al.：The E3 Ligase MuRF1 degrades myosin heavy chain protein in dexamethasone-treated skeletal muscle. Cell Metab, 2007；6；376-385.
13) Cohen S., Brault J. J., Gygi S. P. et al.：During muscle atrophy, thick, but not thin, filament components are degraded by MuRF1-dependent ubiquitylation.

J Cell Biol, 2009 ; 185 ; 1083-1095.
14) Fielitz J., Kim M. S., Shelton J. M. et al. : Myosin accumulation and striated muscle myopathy result from the loss of muscle RING finger 1 and 3. J Clin Invest, 2007 ; 117 ; 2486-2495.
15) Hirner S., Krohne C., Schuster A. et al. : MuRF1-dependent regulation of systemic carbohydrate metabolism as revealed from transgenic mouse studies. J Mol Biol, 2008 ; 379 ; 666-677.
16) Nakao R., Hirasaka K., Goto J. et al. : Ubiquitin ligase Cbl-b is a negative regulator for insulin-like growth factor 1 signaling during muscle atrophy caused by unloading. Mol Cell Biol, 2009 ; 29 ; 4798-4811.
17) Bodine S. C. and Baehr L. M. : Skeletal muscle atrophy and the E3 ubiquitin ligases MuRF1 and MAFbx/atrogin-1. Am J Physiol Endocrinol Metab, 2014 ; 307 ; E469-E484.
18) Zeman R. J., Zhao J., Zhang Y. et al. : Differential skeletal muscle gene expression after upper or lower motor neuron transection. Pflugers Arch, 2009 ; 458 ; 525-535.
19) Sandri M., Sandri C., Gilbert A. et al. : Foxo transcription factors induce the atrophy-related ubiquitin ligase atrogin-1 and cause skeletal muscle atrophy. Cell, 2004 ; 117 ; 399-412.
20) Cai D., Frantz J. D., Tawa N. E. Jr. et al. : IKKbeta/NF-kappaB activation causes severe muscle wasting in mice. Cell, 2004 ; 119 ; 285-298.
21) Dogra C., Changotra H., Wedhas N. et al. : TNF-related weak inducer of apoptosis (TWEAK) is a potent skeletal muscle-wasting cytokine. FASEB J, 2007 ; 21 ; 1857-1869.
22) Mittal A., Bhatnagar S., Kumar A. et al. : The TWEAK-Fn14 system is a critical regulator of denervation-induced skeletal muscle atrophy in mice. J Cell Biol, 2010 ; 188 ; 833-849.
23) Ochi A., Abe T., Nakao R. et al. : N-myristoylated ubiquitin ligase Cbl-b inhibitor prevents on glucocorticoid-induced atrophy in mouse skeletal muscle. Arch Biochem Biophys, 2015 ; 570 ; 23-31.
24) Kawai N., Hirasaka K., Maeda T. et al. : Prevention of skeletal muscle atrophy in vitro using anti-ubiquitination oligopeptide carried by atelocollagen. Biochim Biophys Acta, 2015 ; 1853 ; 873-880.

25) Abe T., Kohno S., Yama T. et al.：Soy glycinin contains a functional inhibitory sequence against muscle-atrophy-associated ubiquitin ligase Cbl-b. Int J Endocrinol, 2013；2013；907565.
26) Girgis C. M., Clifton-Bligh R. J., Hamrick M. W. et al.：The roles of vitamin D in skeletal muscle：form, function, and metabolism. Endocr Rev, 2013；34；33-83.
27) McFarlane C., Plummer E., Thomas M. et al.：Myostatin induces cachexia by activating the ubiquitin proteolytic system through an NF-kappaB-independent, FoxO1-dependent mechanism. J Cell Physiol, 2006；209；501-514.
28) VandenBerghe W., Dijsselbloem N., Vermeulen L. et al.：Attenuation of mitogen- and stress-activated protein kinase-1-driven nuclear factor-kappaB gene expression by soy isoflavones does not require estrogenic activity. Cancer Res, 2006；66；4852-4862.
29) Hirasaka K., Maeda T., Ikeda C. et al.：Isoflavones derived from soy beans prevent MuRF1-mediated muscle atrophy in C2C12 myotubes through SIRT1 activation. J Nutr Sci Vitaminol, 2013；59；317-324.
30) Hirasaka K., Saito S., Yamaguchi S. et al.：Dietary supplementation with isoflavones prevents muscle wasting in tumor-bearing mice. J Nutr Sci Vitaminol, 2016；62；178-184.

第14章 遺伝子改変動物を用いた分枝アミノ酸の生理機能研究の新展開

北浦靖之*, 下村吉治*

1. 骨格筋とアミノ酸

運動器として機能している骨格筋は体重の約40％を占めており，最も大きな臓器である。また，骨格筋の約20％がタンパク質（アミノ酸）で構成されていることから，骨格筋はアミノ酸の貯蔵器官であるともいえる。体内でタンパク質合成に必要なアミノ酸は20種類であり，そのうち体内で合成されない必須アミノ酸と，合成することのできる非必須アミノ酸とがある。これらアミノ酸は食事として摂取されたタンパク質が，消化酵素により分解されることにより体内に吸収される。吸収されたアミノ酸はタンパク質合成の材料として利用される他に，分解されて窒素源，エネルギー源，糖・脂質の合成材料としても利用される。そのため，エネルギー欠乏時には，骨格筋を構成するタンパク質が分解され，生成されたアミノ酸がエネルギー源として利用される。

体内においてアミノ酸はタンパク質の構成成分として存在しているだけでなく，遊離アミノ酸としても存在しており（骨格筋では3～5 g/kg），それ自身あるいはその代謝物が骨格筋をはじめさまざまな組織において生理機能を有することが知られている。

2. 分枝アミノ酸

分枝アミノ酸（branched-chain amino acids：BCAA）は，必須アミノ酸であ

---

*名古屋大学大学院生命農学研究科

るロイシン,イソロイシン,バリンの総称であり,それぞれアミノ酸側鎖に分枝構造を有していることがその名の由来となっている。BCAAは必須アミノ酸であるため,体内にはその分解系の酵素のみが存在し,その分解系の一部は3つのBCAAに共通であり,細胞内への輸送体も共有している[1,2]。体内のBCAAのほとんどがタンパク質構成成分として存在し,筋タンパク質を構成する必須アミノ酸の約35％を占め,その割合が高い。一方,BCAAの一部は遊離アミノ酸としても存在し,その濃度は血中で約470 μM（ロイシン,イソロイシン,バリンのそれぞれで140, 76, 254 μM）,骨格筋で約655 μM（ロイシン,イソロイシン,バリンのそれぞれで225, 110, 320 μM）であり,総量にして算出すると,遊離BCAAは体内にはわずか数g程度しか存在しない。そのため,食事やサプリメントとしてタンパク質（アミノ酸）を摂取すると体内の遊離BCAA濃度は速やかに上昇することで,生理作用を発揮すると考えられる。

　一般にアミノ酸は小腸で吸収され,小腸上皮細胞で一部利用されるが,多くは門脈を通って肝臓に運ばれ,そこで過剰なアミノ酸は代謝される。一方,BCAAは他のアミノ酸と同様に小腸で吸収されるが,小腸上皮細胞や肝臓ではほとんど分解されず,主に骨格筋や脳で代謝されるようである。

　食事などにより血中で増加したBCAAは各組織（細胞）に取り込まれ,数時間で血中BCAA濃度は低下するが,その際にアミノ酸トランスポーターを介して細胞内に輸送される。BCAAは主に中性・塩基性アミノ酸を輸送基質とするLタイプアミノ酸トランスポーターにより輸送されるが,その特異性は低く,BCAAに加えて,芳香族アミノ酸であるチロシン,トリプトファン,フェニルアラニンや含硫アミノ酸であるメチオニンも輸送される。また,このトランスポーターによるアミノ酸の輸送はロイシンにより強く促進されることが示されており,細胞内へのアミノ酸の取込みを促進し,タンパク質合成に必要な基質を供給するうえで重要なアミノ酸であると考えられる。

　細胞内に取り込まれたBCAAは,それぞれ特異的アミノアシルtRNA合成酵素によりtRNAに結合し,タンパク質合成の基質となる。また,BCAA（特にロイシン）はタンパク質の合成（翻訳）を促進すると同時に分解（オートファ

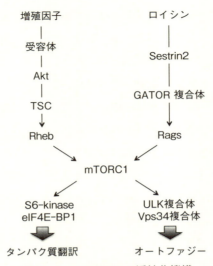

図14-1 mTORC1の活性化機構

TSC：tuberous sclerosis complex, Rheb：Ras Homolog enriched in Brain, GATOR：GAP activity toward Rags, Rag：Ras-related GTPase, mTORC1：mammalian target of rapamycin complex 1, ULK：UNC-51 like kinase, Vps34：vacuolar protein sorting 34.

ジー) を抑制する。近年，細胞内のアミノ酸センサーがBCAAを感知し，タンパク質の翻訳機構が活性化され，オートファジーを抑制するメカニズムが明らかになってきており，その中心的な役割を担っているのがmammalian target of rapamycin complex 1（mTORC1）である（図14-1）[3]。mTORC1は酵母で発見されたリン酸化酵素であり，真核生物で広く保存されている。mTORC1はS6-kinase（翻訳開始に関与するリボゾームS6タンパク質を活性化する因子）およびeIF4E-BP1〔mRNA翻訳に必要な翻訳開始因子（eukaryotic initiation factor 4E：eIF4E）に結合して翻訳を阻害する因子〕をリン酸化し，それぞれS6タンパク質およびeIF4Eを活性化することによりmRNAの翻訳を促進する。また，mTORC1はUNC-51 like kinase（ULK）複合体およびvacuolar protein sorting 34（Vps34）複合体（オートファゴソーム形成の初期に働く複合体）をリン酸化し，不活性化することにより，オートファジーを抑制する。mTORC1

の活性化にはアミノ酸に加えて,インスリンなどの増殖因子による刺激が必須であると考えられている.アミノ酸によるmTORC1の活性化において,最近,ロイシンを直接認識するアミノ酸センサーとして,Sestrin2が同定された[4].Sestrin2にロイシンが結合すると,GAP activity towards rags（GATOR）複合体を介してRas-related GTPases（Rags）によりmTORC1がリソソーム膜表面へ局在化される.一方,増殖因子は細胞膜上の受容体に結合するとAkt-tuberous sclerosis complex（TSC）経路を介してリソソーム膜表面に存在するRas homolog enriched in brain（Rheb）によりmTORC1を活性化し,この2つのシグナルがmTORC1を完全に活性化するうえで必要となる[5].

3．BCAA分解系

BCAAは必須アミノ酸であるため体内では分解系のみが存在し,この分解系の酵素は,脳神経系や活性化した免疫細胞などの一部の組織を除いて,すべてミトコンドリアのマトリックスに存在する[1].BCAAはそれぞれ6～10段階の反応により分解されるが,ロイシンはアセチルCoA,イソロイシンはアセチルCoAとスクシニルCoA,バリンはスクシニルCoAを生成する（図14-2）.この分解系で特徴的なのは,最初の2段階の反応は3つのBCAAに共通であり,3段階目以降は別々の経路で分解されることである.

BCAA分解系の第1段階は,ビタミンB_6を補酵素とする分枝アミノ酸アミノ基転移酵素（branched-chain aminotransferase：BCAT）が触媒する可逆的なアミノ基転移反応であり,BCAAのアミノ基がα-ケトグルタル酸に転移され,分枝α-ケト酸（branched-chain α-ketoacid：BCKA）となり,同時にグルタミン酸が生成される.BCATには2つのイソ酵素が存在し,ひとつはミトコンドリア型（BCATm：mitochondrial）であり,ほぼすべての体組織で発現している.もうひとつは細胞質型（BCATc：cytosolic）であり,主に脳神経系で発現し,また最近T細胞が活性化されると発現誘導されることが報告された[6].このうちBCATmがBCAA代謝の主要な酵素であると考えられており,そのKm値は

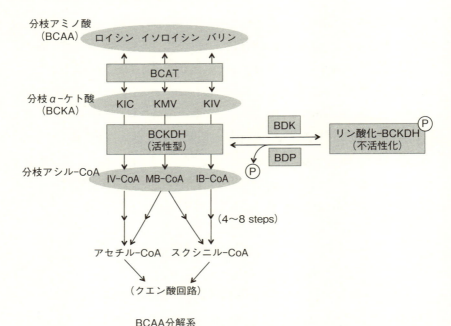

BCAA分解系

図14-2 分枝アミノ酸（BCAA）分解系の第1・第2段階の酵素と反応
BCAA：branched-chain amino acid, BCAT：BCAA aminotransferase, BCKA：branched-chain α-keto acid, KIC：α-ketoisocaproate, KMV：α-keto-β-methylvalerate, KIV：α-ketoisovalerate, BCKDH：BCKA dehydrogenase, BDK：BCKDH kinase, BDP：BCKDH phosphatase, IV-CoA：isovaleryl-CoA, MB-CoA：α-methylbutyryl-CoA, IB-CoA：isobutyryl-CoA.

0.6〜3mMであり，血中BCAA濃度（約0.47mM）よりも高い値であることから，食事などにより細胞内のBCAA濃度が上昇した時にBCATmは機能すると考えられる。このBCATmは肝臓での発現量は極めて低く，主に肝外組織（筋肉，脳，腎臓，脂肪組織など）で発現しているため，BCAAは他のアミノ酸とは異なり，肝臓で分解されない。

第2段階は，ビタミンB_1とα-リポ酸を補酵素とする分枝α-ケト酸脱水素酵素（branched-chain α-ketoacid dehydrogenase：BCKDH）が触媒する酸化的脱炭酸反応であり，分枝α-ケト酸を分枝アシルCoAに変換し，CO_2とNADHを産生する。BCKDHは，E1（branched-chain α-ketoacid decarboxylase），E2 (dihydrolipoyl transacylase），およびE3（dihydrolipoyl dehydrogenase）の3構成成分より成る。この酵素複合体による一連の反応も3つの分枝α-ケト酸に共通であるが，第1段階の反応に比べて基質に対する反応性はかなり高く（Km値は0.02～0.04mM），不可逆的反応であるため，肝臓以外の組織ではBCAA分解系の律速段階として考えられている。そのため，BCATmにより生成された分枝α-ケト酸は，BCKDHにより速やかに分解される。また，BCKDHは酵素タンパク質のリン酸化による活性調節を受けているので，短時間での活性調節が可能となっている。BCKDHの特異的リン酸化（不活性化）酵素がBCKDH kinase（BDK）であり，逆に脱リン酸化により活性化する酵素がBCKDH phosphatase（BDP）である。BDKは第1段階で生成される分枝α-ケト酸（特にロイシン由来のα-ketoisocaproate：KIC）によって強力に阻害されることから，食事などで体内のBCAA濃度に応答して生成された分枝α-ケト酸（特にKIC）がBDKを阻害し，BCKDHを即座に活性化することができる。そのため，この第2段階は生理条件の変化に対応してBCAA代謝をコントロールする重要なステップとなっている。BCKDHはBCATmとは異なり，肝臓での発現量は極めて高く（特にラットとマウスにおいて），分枝α-ケト酸は主に肝臓で分解される。そのため食事により体内に取り込まれたBCAAは肝外組織で第1段階のBCATmにより分解され，生成された分枝α-ケト酸は肝臓に運ばれ，第2段階のBCKDHにより分枝アシルCoAとなる。このBCAA代謝の臓器間ネットワークは主にラット（およびマウス）のBCATとBCKDH活性を基に提唱されたが，ヒトでは肝臓でのBCKDH活性がラットと比べてかなり低いので，体重に占める骨格筋の割合（約40％）より，筋肉がBCAA代謝の中心的臓器と考えられている。

　アミノ酸代謝異常症のひとつであるメープルシロップ尿症（maple syrup urine disease：MSUD）は，このBCKDHに変異がある先天性遺伝疾患であり，分枝α-ケト酸およびBCAAが血中に蓄積し，尿中にも漏出するため，尿がα-ケト酸特有の匂いを放つ。この疾患では脳の発達において異常をきたし，幼児期の早い段階で死に至るため，分枝α-ケト酸の蓄積を抑えるため，BCAAの

制限食による治療が必要となる。BCAA分解の第3段階目以降は，それぞれ別々の経路を経て最終的にアセチルCoAもしくはスクシニルCoAを生成し，TCA回路に供給され，エネルギー源や糖・脂質合成の材料などに利用される。

4．BCAA分解系に影響を与える因子

　体内のBCAA濃度は運動や疾病等のさまざまな要因により変化する。この変化はBCAA分解系に対して影響を及ぼしていることが考えられ，近年，その作用メカニズムが明らかにされつつある（図14-3）。骨格筋において運動によりBCAAの分解が促進されることはよく知られているが，運動により発現上昇が認められるPGC1αを骨格筋で過剰発現させると，筋肉の赤筋化，ミトコンドリア量の増加とともにBCAA分解系酵素遺伝子発現が亢進し，BCAA分解の促進が認められ，血中BCAA濃度が低下することが報告された[7]。

　骨格筋の萎縮モデル動物を作製する方法にステロイド投与がある。この作用メカニズムとして，グルココルチコイド投与は骨格筋でのBCATm発現を誘導

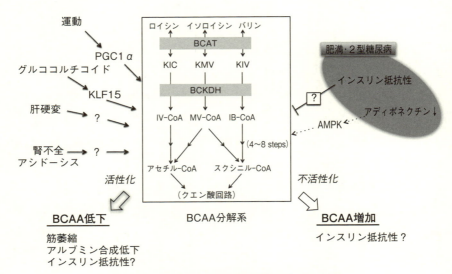

図14-3　BCAA分解系に影響を与える因子

することが見いだされた[8]。すなわち、誘導されたBCATmによりBCAA分解が亢進してBCAA濃度が低下し、mTORC1活性を低下させることで骨格筋の萎縮が引き起こされた。この筋萎縮は、BCAAを投与することで改善されたので、骨格筋でのBCAA濃度を維持することが筋萎縮防止に有効であると考えられる。この所見は、サルコペニアの防止にBCAAサプリメントが有効である可能性を示唆している。

慢性腎不全ではアシドーシスによりBCKDHが活性化され、血中BCAA濃度が低下し、筋萎縮が引き起こされるが、BCAA投与によりそれらが改善される[9]。肝硬変患者でもBCKDH活性が上昇し、血中BCAA濃度が低下するが、BCAA投与によりアルブミン合成促進、インスリン抵抗性の改善がみられる[10]。近年、肥満、2型糖尿病などのメタボリックシンドロームに関係する疾患において、BCAA濃度が上昇するとの報告がなされているが、その因果関係（BCAA上昇によりインスリン作用を低下させるか、インスリン作用が低下した結果BCAAが上昇するか）については議論の余地がある[11]。実際、肥満、2型糖尿病では全身でBCAA分解系酵素遺伝子の発現量の低下が認められており、その作用メカニズムに関していくつか報告されている。アディポネクチンは脂肪細胞から分泌され、肥満、2型糖尿病に対して抑制的に働くことが示唆されており、肥満の重症化に伴いその分泌される量は低下する。アディポネクチンにはAMPKを介してBDPの発現を上昇し、BCKDHを活性化する効果があり、アディポネクチンが低下するとBDPの発現が低下し、BCKDHの活性も抑制され、BCAA濃度の上昇が引き起こされることが考えられる[12]。また、脳内インスリン濃度が上昇すると、肝臓のBCAA代謝を促進させ、血中BCAA濃度が低下するが、肥満の進行に伴いインスリン抵抗性が亢進すると、この作用は減弱するため、BCAA濃度が上昇する機構がマウスにおける研究から得られた所見を基に報告されている[13]。これらの現象より、血中BCAA濃度を糖尿病の進展の疾患マーカーとして利用することも示唆されている。

5．BCAA分解系酵素欠損マウス

　BCAA分解系の第1段階の反応を触媒するBCATmの欠損マウス（BCATm-KOマウス）はLynchらのグループにより報告され，このマウスでは，ほとんどの組織でBCAAの分解ができず，血中BCAA濃度がコントロールマウスに比べて著しい高値（ロイシン：14倍，イソロイシン：22倍，バリン：31倍）を示した[14]。BCATm欠損マウスは高脂肪食摂取による肥満の誘導に対して抵抗性を示し，耐糖能とインスリン感受性が著しく良好であった。このマウスでは予想どおり全身でタンパク質の合成が促進されていたが，予想に反してタンパク質の分解も同時に促進されていた。このことは過剰に生成されたタンパク質を処理するために分解系が活性化され，そのためにエネルギー消費が増大し，高脂肪食摂取による肥満に抵抗性を示したことが考えられる。最近，網羅的な遺伝子発現解析により，BCATm欠損マウスの骨格筋においてタンパク質代謝関連遺伝子の発現増加が確認された[15]。また，BCAAは運動時に筋肉でエネルギー源となることが知られており，BCAAの分解がほとんど起こらないBCATm-KOマウスは持久運動能力が著しく低下することから，BCAAの分解は運動時のエネルギー供給に重要であることが示唆されている[16]。他に敗血症に対して抵抗性を示すこと[17]，摂食行動にも異常がみられること[18]が明らかにされている。最近，頭痛の症状と軽い記憶障害を有する患者の家系でBCATmの変異が報告され，この変異があるBCATmの活性はコントロールに比べて40～50％程度であった[19]。BCATm欠損マウスほどではないが，この患者の血中BCAA（特にバリン）濃度は上昇したが，ビタミンB_6の投与によりその上昇は改善されるようである。一方，BCATのもうひとつのイソ酵素であるBCATc欠損マウスがつい最近報告され，体重，組織重量，血中アミノ酸濃度についてはコントロールマウスと同程度であったが，活性化したヘルパーT細胞においてmTORC1活性と解糖系の反応がコントロールマウスよりも高く持続されたことから，BCAAは免疫の活性化を調節する働きを担っていることが示唆された[6]。

第14章　遺伝子改変動物を用いた分枝アミノ酸の生理機能研究の新展開　223

　第2段階のBCKDHに関しては，E2サブユニットの欠損マウスがHomanicsらにより報告されており，MSUDの患者と同様の表現形を示したので，MSUDのマウスモデルとして有用であると考えられる[20]。さらに，BCKDHを脱リン酸化して活性化するBDPの変異が軽度のMSUDを呈する患者で発見され[21]，この欠損マウスでも，BCAA分解が低下して間欠性MSUDの症状に似た表現形を示した[22]。また，このマウスでは代謝障害と酸化ストレスにより心不全が助長されたが，このマウスのBCKDHを薬理学的に活性化することにより心不全が改善された[22]。よって，BCAA代謝は心臓の機能とも関係している可能性が指摘された。

　BCKDHを抑制するBDKの欠損マウス（BDK-KOマウス）はHarrisらのグループにより報告されている[23]。このマウスでは全身の組織でBCKDHが常に活性型となり，BCAAの分解が促進され，血中BCAA濃度が半減し，特に脳においては約1/3まで低下していた。その結果，このマウスでは成長不良がみられ，さらに驚くべきことに脳神経系に異常がみられた。このマウスが約6～7か月齢に達したところでストレスを与えるとてんかん発作を起こしたことから，BCAA濃度を正常に維持することは脳神経系に重要であることが示唆された。類似の所見として脳特異的autophagy-related 7（Atg7）欠損マウス（脳でオートファジーが起こらず，脳内でアミノ酸不足になるマウス）でも脳神経異常を発症することから[24]，アミノ酸のなかでも特にBCAAが脳神経系を正常に保つうえで重要であると考えられる。さらに，アミノ酸飢餓センサーであるgeneral control nonderepressible 2（GCN2）をBDK-KOマウスで欠損させると，生後間もなく成長が止まり，歩行失調，微震の症状がみられ，生後15日までに死亡した[25]。eIF2のリン酸化などのアミノ酸飢餓反応がなくなり，ミエリン欠損（myelin basic protein発現の消滅），オリゴデンドロサイトやアストロサイトのマーカーが低下し，多くのアポトーシス細胞，酸化ストレス，炎症反応が脳白質領域で検出され，BDK-KOマウスよりも顕著な症状がみられたことから，脳内にはアミノ酸飢餓に対する適応反応（酸化ストレス，炎症ストレスからグリア細胞の保護）が備わっており，GCN2が白質ジストロフィーを防ぐうえ

で重要な役割を担っていることが明らかとなっている。近年、ヒトのBDK遺伝子の変異が、てんかんと知的障害を伴った自閉症患者の家系で見つかり、これらの患者では血中BCAA濃度は著しく低下し、これらの患者由来の細胞では、BDKが検出されなかった[26]。また、これとは別に発育遅延や神経障害が認められた家系でもBDKの変異が見つかっており、高タンパク質食とBCAAサプリメントの投与により、血中BCAA濃度を上昇させることで、症状が改善されたことも報告されている[27]。最近、「frog-leg」と名付けられた後肢異常を示すラットの突然変異体においてBDKが原因遺伝子として同定され、他に脳の萎縮、心室の拡張がみられた[28]。

　上記のBDK-KOマウスでは、脳神経系での異常が認められているが、骨格筋など脳神経系以外の組織においてBCAA濃度の低下が及ぼす影響については不明である。そこで著者らの研究室では、Cre-loxPシステムを用いて骨格筋組織特異的に（muscle-specific）BDKを欠損させたマウス（BDK-mKOマウス）を作製し、骨格筋における遊離BCAA濃度低下の影響を調べた[29]。BDK-mKOマウスでは、コントロールマウスに比べて骨格筋中のBCAA濃度が50％以下まで低下したが、全身でBDKを欠損させたマウスにみられたような成長不良、脳神経系の異常はみられず、予想に反して骨格筋重量にも大きな変化はみられなかった。しかし、BDK-mKOマウスへのBCAA投与による骨格筋mTORC1活性を調べたところ、驚くべきことに、コントロールマウスに比べてmTORC1活性が有意に上昇した。このことは、慢性的なBCAA不足により、mTORC1のBCAAに対する感受性が上昇したことが考えられ、BCAA減少に対する適応機構が働いた可能性が考えられる。さらに、このマウスにタンパク質含量を20％から8％に減らした食餌（低タンパク質）を与えると筋線維タンパク質濃度が有意に低下し、mTORC1の活性も低下したことから、BCAAは筋線維タンパク質の維持に重要であることが示唆された。また、BCAA減少に対する適応反応機構には、ある程度のタンパク質量の摂取が必要であることが考えられる。さらに、運動能力に対する効果について、このBDK-mKOマウスに1日1時間の運動トレーニングを負荷したところ、コントロールマウスに比べて、

第14章　遺伝子改変動物を用いた分枝アミノ酸の生理機能研究の新展開　225

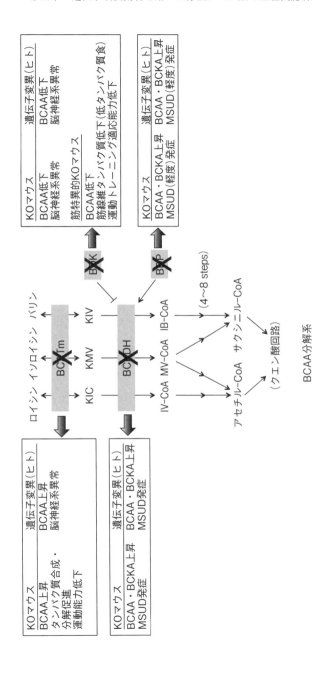

図14-4　BCAA分解系酵素のKOマウスとヒトでの遺伝子変異による表現型

持久力が有意に低下した（Xuら，未発表）。このことから，BCAA不足によりトレーニングに対する適応能力が低下することが考えられ，運動トレーニングの効果を得るためには十分なBCAAが必要であることが示唆された。この組織特異的BDK欠損マウスでは，各組織でBCAA濃度を低下させることができるので，BCAAの重要性を*in vivo*で明らかにするうえで有用な研究ツールである。

6．おわりに

　これらBCAAの生理機能についてはさまざまな報告があり，BCAA投与の効果について明らかにされているものが多いが，依然としてその因果関係，作用メカニズムに関しては不明な点が多い。そのため，BCAA分解系の酵素を遺伝的に欠損させることにより，体内のBCAA濃度を変化させることで，BCAAの新たな生理機能およびBCAA分解系の重要性について明らかにされつつある（図14-4）。また，Cre-loxPシステムを用いて一時的かつ組織特異的にBCAA分解系の酵素遺伝子を欠損させることで，各組織特異的なBCAAの生理機能を明らかにすることが期待される。

文　献

1) 下村吉治：分岐鎖アミノ酸（BCAA）代謝の調節機構．化学と生物，2009；47；480-485.
2) Fotiadis D., Kanai Y. and Palacín M.：The SLC3 and SLC7 families of amino acid transporters. Mol Aspects Med, 2013；34；139-158.
3) Eltschinger S. and Loewith R.：TOR Complexes and the Maintenance of Cellular Homeostasis. Trends Cell Biol, 2016；26；148-159.
4) Wolfson R.L., Chantranupong L., Saxton R.A. et al.：Sestrin2 is a leucine sensor for the mTORC1 pathway. Science, 2016；351；43-48.
5) Demetriades C., Doumpas N. and Teleman A.A.：Regulation of TORC1 in response to amino acid starvation via lysosomal recruitment of TSC2. Cell, 2014；156；786-799.

6) Ananieva E.A., Patel C.H., Drake C.H. et al.: Cytosolic branched chain aminotransferase (BCATc) regulates mTORC1 signaling and glycolytic metabolism in CD4＋T cells. J Biol Chem, 2014；289；18793-18804.
7) Hatazawa Y., Tadaishi M., Nagaike Y. et al.: PGC-1α-mediated branched-chain amino acid metabolism in the skeletal muscle. PLoS ONE, 2014；9；e91006.
8) Yamamoto D., Maki T., Herningtyas E.H. et al.: Branched-chain amino acids protect against dexamethasone-induced soleus muscle atrophy in rats. Muscle Nerve, 2010；41；819-827.
9) Cano N.J., Fouque D. and Leverve X.M.: Application of branched-chain amino acids in human pathological states: renal failure. J Nutr, 2006；136；299S-307S.
10) Kawaguchi T., Izumi N., Charlton M.R. et al.: Branched-chain amino acids as pharmacological nutrients in chronic liver disease. Hepatology, 2011；54；1063-1070.
11) Lynch C.J. and Adams S.H.: Branched-chain amino acids in metabolic signalling and insulin resistance. Nat Rev Endocrinol, 2014；10；723-736.
12) Lian K., Du C., Liu Y. et al.: Impaired adiponectin signaling contributes to disturbed catabolism of branched-chain amino acids in diabetic mice. Diabetes, 2015；64；49-59.
13) Shin A.C., Fasshauer M., Filatova N. et al.: Brain insulin lowers circulating BCAA levels by inducing hepatic BCAA catabolism. Cell Metab, 2014；20；898-909.
14) She P., Reid T.M., Bronson S.K. et al.: Disruption of BCATm in mice leads to increased energy expenditure associated with the activation of a futile protein turnover cycle. Cell Metab, 2007；6；181-194.
15) Lynch C.J., Kimball S.R., Xu Y. et al.: Global deletion of BCATm increases expression of skeletal muscle genes associated with protein turnover. Physiol Genomics, 2015；47；569-580.
16) She P., Zhou Y., Zhang Z. et al.: Disruption of BCAA metabolism in mice impairs exercise metabolism and endurance. J Appl Physiol, 2010；108；941-949.
17) Lang C.H., Lynch C.J. and Vary T.C.: BCATm deficiency ameliorates endotoxin-induced decrease in muscle protein synthesis and improves survival in septic

mice. Am J Physiol Regul Integr Comp Physiol, 2010；299；R935-R944.
18) Purpera M.N., Shen L., Taghavi M. et al.：Impaired branched chain amino acid metabolism alters feeding behavior and increases orexigenic neuropeptide expression in the hypothalamus. J Endocrinol, 2012；212；85-94.
19) Wang X.L., Li C.J., Xing Y. et al.：Hypervalinemia and hyperleucine-isoleucinemia caused by mutations in the branched-chain-amino-acid aminotransferase gene. J Inherit Metab Dis, 2015；38；855-861.
20) Homanics G.E., Skvorak K., Ferguson C. et al.：Production and characterization of murine models of classic and intermediate maple syrup urine disease. BMC Med Genet, 2006；31；7-33.
21) Oyarzabal A., Martínez-Pardo M., Merinero B. et al.：A novel regulatory defect in the branched-chain α-keto acid dehydrogenase complex due to a mutation in the PPM1K gene causes a mild variant phenotype of maple syrup urine disease. Hum Mutat, 2013；34；355-362.
22) Wang W., Zhang F., Xia Y. et al.：Defective branched chain amino acid catabolism contributes to cardiac dysfunction and remodeling following yocardial infarction. Am J Physiol Heart Circ Physiol, 2016；311；H1160-H1169.
23) Joshi M. A., Jeoung N.H., Obayashi M. et al.：Impaired growth and nurological abnormalities in branched-chain α-ketoacid dehydrogenase kinase-deficient mice. Biochem J, 2006；400；153-162.
24) Komatsu M., Waguri S., Chiba T. et al.：Loss of autophagy in the central nervous system causes neurodegeneration in mice. Nature, 2006；441；880-884.
25) She P., Bunpo P., Cundiff J.K. et al.：General control nonderepressible 2 (GCN2) kinase protects oligodendrocytes and white matter during branched-chain amino acid deficiency in mice. J Biol Chem, 2013；288；31250-31260.
26) Novarino G., El-Fishawy P., Kayserili H. et al.：Mutations in BCKD-kinase lead to a potentially treatable form of autism with epilepsy. Science, 2012；338；394-397.
27) García-Cazorla A., Oyarzabal A., Fort J. et al.：Two novel mutations in the BCKDK (branched-chain keto-acid dehydrogenase kinase) gene are responsible for a neurobehavioral deficit in two pediatric unrelated patients. Hum Mutat, 2014；35；470-477.

28) Zigler J.S. Jr., Hodgkinson C.A., Wright M. et al.：A spontaneous missense mutation in branched chain keto acid dehydrogenase kinase in the rat affects both the central and peripheral nervous systems. PLoS ONE, 2016；11；e0160447.
29) Ishikawa T., Kitaura Y., Kadota Y. et al.：Muscle-specific deletion of BDK amplifies loss of myofibrillar protein during protein undernutrition. Sci Rep, 2017；7；39825.

第15章 転写調節因子FOXO1，PGC1αによる骨格筋機能の遺伝子発現制御

畑澤幸乃*,**　三浦進司***，亀井康富*

1．はじめに

　骨格筋はヒトの体重の約40％を占める人体で最も大きい組織であり，タンパク質（アミノ酸）のかたちでエネルギー貯蔵を行っている．骨格筋には環境の変化に順応する可塑性があり，適切な運動トレーニングと十分な栄養により肥大する．一方，寝たきりや加齢などによって，骨格筋の萎縮が生じる．その結果，エネルギー消費減少（肥満）や，糖取込み能の低下，血糖値上昇（糖尿病），そして生活の質（quality of life：QOL）低下へと向かう．超高齢社会を迎えたわが国において，筋萎縮の抑制は健康寿命の延長の観点から重要である．一方，運動の作用は，骨格筋だけにとどまらずさまざまな臓器へ影響すると考えられる．生活習慣病の予防やQOLの維持に大きな役割を果たす骨格筋の，運動時の代謝能および肥大・萎縮の分子機序を理解することは，国民の健康の維持・増進を目指した筋萎縮・筋機能不全の予防法の開発のために重要である．

　Forkhead box protein-O1（FOXO1）はフォークヘッド型の転写因子であり，インスリンによる生体代謝の同化作用に拮抗する．著者らはこれまでに，個体レベルでFOXO1の骨格筋代謝調節機構を検討してきた．すなわち，エネルギー欠乏により骨格筋におけるFOXO1の遺伝子発現が増加すること[1]を踏まえ，FOXO1を骨格筋特異的に過剰発現する遺伝子改変マウスを作製し，FOXO1が骨格筋萎縮を引き起こすことを示した[2]（図15-1）．さらに，FOXO1がタンパク質分解酵素[3]，グルタミン合成酵素（筋タンパク質分解時の副産物で

＊京都府立大学大学院生命環境科学研究科，＊＊日本学術振興会特別研究員，
＊＊＊静岡県立大学食品栄養科学部

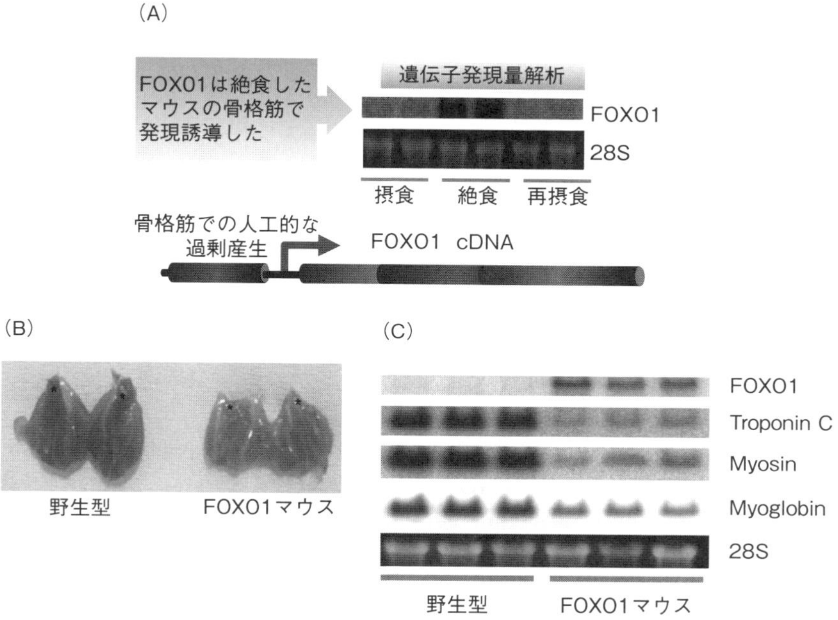

第15章　転写調節因子FOXO1, PGC1αによる骨格筋機能の遺伝子発現制御　231

図15-1　FOXO1過剰発現マウスの骨格筋

A：筋萎縮が生じる時にFOXO1の量が骨格筋で増加する。このFOXO1を人工的に骨格筋で過剰発現する遺伝子改変マウス（トランスジェニックマウス）の解析により，FOXO1が筋萎縮を引き起こす分子であることが明らかとなった。トランスジェニックマウス作製には骨格筋特異的に発現するαアクチンプロモーターを使用した。

B：FOXO1マウスのふくらはぎの骨格筋を解剖したものである。左側の通常のマウスの骨格筋に比べ，右側のFOXO1マウスの骨格筋は，サイズが小さく筋萎縮が起こっている。また，全体に色が薄く，赤筋の量が少なくなっている。

C：遺伝子発現解析。FOXO1マウスの骨格筋では赤筋（タイプⅠ線維）を特徴づける遺伝子発現が顕著に減少していた。

あるアンモニアの消去）[4] 遺伝子を活性化することを示した。骨格筋でのFOXO1の作用機序の解明は筋萎縮予防法開発の手がかりになると考えている。

　FOXO1のみならず，転写共役因子peroxisome proliferator-activated receptor γ（PPARγ）co-activator 1α（PGC1α）は，骨格筋代謝に重要である。PGC1αは運動によって骨格筋で発現が増加する。著者らは，PGC1αが骨格筋のミトコンドリア増加とエネルギー代謝促進を引き起こすことを見いだした[5,6]。さらに，PGC1αの発現増加により持久運動能力が向上し，同時に分

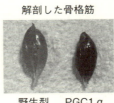
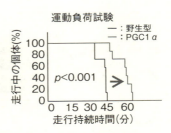

解剖した骨格筋　　野生型　PGC1α
運動負荷試験
走行中の個体(%)
$p<0.001$
走行持続時間(分)

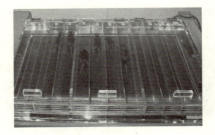

トレッドミル運動装置

図15-2　PGC1過剰発現マウスの持久運動能力
骨格筋でPGC1αを過剰発現したマウス（PGC1α Tgマウス）では，骨格筋の赤筋化，さらにはミトコンドリア量の増加が認められ，持久的運動能が上昇する。すなわち，野生型マウスではトレッドミル運動を45分程度持続できるが，PGC1α Tgマウスでは1時間以上継続できる。また，分枝アミノ酸（BCAA）の代謝酵素の発現が増加する。

枝アミノ酸（BCAA）代謝酵素を活性化するというデータを得ている[7]（図15-2）。また最近，PGC1αを骨格筋で特異的に欠損させたマウスの作製に成功し，ミトコンドリア活性の低下を認めた[8]。PGC1αは寝たきりや加齢などの不活動時に骨格筋で発現減少することから，このマウスは不活動骨格筋のモデルになる可能性を考えている。一方，PGC1αの過剰発現は骨格筋のγアミノ酪酸（γ-aminobutyric acid：GABA），βアミノイソ酪酸（β-aminoisobutyric acid：BAIBA），セロトニン量を増加させ[9]，これらアミノ酸代謝産物が骨格筋から分泌される生理活性物質（ミオカイン）として他臓器に作用する可能性が示唆される。一般に運動には骨格筋のみならず全身性の作用があるが，PGC1αは運動による生活習慣病等の予防・改善に重要な役割を果たす介在分子である可能性がある。

本章では，FOXO1とPGC1αに着目して，筋萎縮の予防・改善，運動能力の改善の観点から，その作用機序を概説する。

2．フォークヘッド型転写因子FOXOサブファミリー

FOXO1（FKHRとも呼ばれる）は，横紋筋肉腫において遺伝子転座を起こし，FOXO1-PaxあるいはFOXO1-Pax3の融合タンパク質を生ずる遺伝子として同定され[10,11]，FOXO1は骨格筋機能に何らかの役割を担っていることが推察されていた。FOXO1はFOXO3a，FOXO4という遺伝子と相同性を有し，FOXOサブファミリーを形成する[12]。FOXOタンパク質はフォークヘッドドメインを介してDNAに結合し，転写因子として遺伝子発現調節を行う。また，FOXOはいくつかの核内ホルモン受容体とタンパク質-タンパク質相互作用し，転写共役因子として遺伝子発現調節を行う[13]。線虫やショウジョウバエにもFOXOは保存されており，遺伝学的な研究により，FOXOはインスリン/インスリン様増殖因子（IGF）シグナルの下流に存在し，抑制的に作用することが示唆された。さらに哺乳類でもFOXOはインスリン/IGFシグナルの下流で，インスリン・IGFに対して抑制的に作用していることが明らかになった。例えば，肝臓ではインスリンは糖新生を抑制するが，FOXOはグルコース-6-ホスファターゼやホスホエノールピルビン酸カルボキシキナーゼ遺伝子を活性化し，糖新生を促進する[12]。インスリン/IGF1は受容体に結合し，リン酸化カスケードによりAktが活性化され，リン酸化を受けたFOXOは核外に排出され，プロテアソームによって分解されることが知られている（図15-3）[14]。

3．FOXO1は筋萎縮を引き起こす

短期間の絶食により，エネルギー源として脂質の利用が盛んになるが，絶食が長期間に及んだ場合，筋萎縮が生じることが知られている。筋萎縮の生理的な目的は，栄養不足に対する防御反応で，骨格筋のタンパク質を分解し，アミ

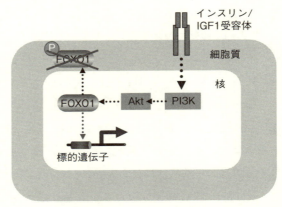

図15-3　FOXO1の作用機序，インスリン/IGF1シグナルにおける位置づけ
　FOXOはインスリン/IGFシグナルの下流に存在し，抑制的に作用する。インスリン/IGF1は受容体に結合し，リン酸化カスケードによりAktを活性化し，AktはFOXOをリン酸化し，リン酸化されたFOXOは核外に排出され，プロテアソームによって分解されることが知られている。

ノ酸を生成し，肝臓でグルコースに変え，脳にグルコースを優先的に供給するためと考えられる。すなわち，飢餓状態になると，脳の機能を守るため，身体の防御機構として骨格筋を分解するわけである。この筋萎縮にFOXOは重要な役割を果たしているようである。著者らは，数年来，個体レベルでFOXO1の骨格筋代謝調節機構を検討してきた。すなわち，エネルギー欠乏により骨格筋におけるFOXO1の遺伝子発現が増加すること[1]を踏まえ，FOXO1を骨格筋特異的に過剰発現する遺伝子改変マウスを作製し，FOXO1が骨格筋萎縮を引き起こすことを示した[2]（図15-1）。また，脂質合成および糖取込み増加がFOXO1によって抑制されることを見いだした[15]。この結果は，FOXO1が骨格筋でのエネルギー欠乏への適応（糖利用の抑制，タンパク質分解促進）に役割を果たすことを示唆する（表15-1）。

　筋萎縮は，がん，糖尿病，エイズなどの病気，老化，栄養不足（飢餓），あるいはギプス固定をして骨格筋を長い間使用しない場合などに生じ，筋萎縮による骨格筋機能低下のためにQOLの低下がもたらされる。FOXO1の発現増加は筋萎縮に共通して認められ，筋萎縮の原因となっていることが示唆される。

表15-1　FOXO1の標的遺伝子

短時間の絶食時		
PDK4 ↑	LPL ↑	SREBP1c ↓
糖利用 ↓	脂質取込み ↑	脂質合成 ↓

長時間の絶食（飢餓）時			
4EBP ↑	CathepsinL ↑	Bnip3 ↑	p27Kip1 ↑
タンパク質翻訳 ↓	タンパク質分解 ↑	オートファジー ↑	細胞増殖 ↓

骨格筋においてFOXO1はさまざまな標的遺伝子を発現調節し，栄養条件の変化に適応する．

FOXO1およびFOXO3aはユビキチン・プロテアソーム系によるタンパク質分解[16]，オートファジーの亢進[17]など，さまざまな機序により筋萎縮を引き起こすことが明らかになっている．また，IGF-1とインスリンは骨格筋萎縮と逆の現象，骨格筋肥大を起こすことが知られる．IGF-1とインスリンは，FOXOを分解するため（図15-3），筋萎縮が抑制されるのであろう．一方，FOXO1はNotchシグナル経路を介して発生時における筋肉細胞の分化にも重要な役割を果たしており，生体における骨格筋での作用に加えて，筋形成における多様な役割が示唆される[18]．

4．運動と糖尿病に関する疫学調査

運動は2型糖尿病や肥満の発症を予防する．これまでに数多くの疫学的調査が行われてきている．例えば，アメリカにおける看護師7万人を対象とした大規模な追跡調査で，軽い運動習慣により2型糖尿病の発症率が8年間に40％も低下することが示された[19]．ほとんど運動しない群では，約1万3千人中422人（3.2％）が糖尿病を発症したのに対して，軽い運動（週に1回で30分程度のウォーキング）を行った群では，約1万5千人中296人（1.9％）しか糖尿病が発症しなかった．運動のレベルが強いほど糖尿病の発症頻度は少なくなるが，軽度

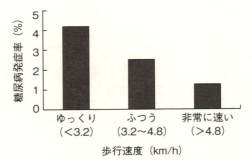

図15-4　歩行速度の違いと糖尿病発症率の関係[19]
歩行速度が高い人ほど糖尿病の発症頻度が低下することを示している。

の運動でもかなりの糖尿病の発症頻度の低下が認められる。また，この研究では歩行速度の違いと糖尿病発症率の関係も調べられており，歩行速度が高い人ほど糖尿病の発症頻度が顕著に低下することを示している（図15-4）。

5．運動による抗糖尿病作用

　糖尿病になるとインスリンによる末梢での糖取込みが低下する。この糖取込み低下は，全身の臓器のうち主に骨格筋に起因することが明らかにされている。運動は糖の取込みを増加し，インスリン抵抗性を改善する有力な方法となっている（図15-5）[20]。
　運動の生理効果は，運動時に生じる急性効果と，運動を繰り返すことによって生じる慢性効果に分けることができる[21]。急性効果は運動時に骨格筋で多量に消費されるエネルギーを補うため，脂肪や炭水化物を燃焼させるように酵素活性が増加する反応であり，この原因として骨格筋内のエネルギー状態を感知するAMPキナーゼの活性化が想定されている。糖尿病薬のメトホルミンはこのAMPキナーゼを活性化することが知られている[22,23]。つまり運動は，生体内唯一の血糖降下ホルモン（インスリン）とは異なる経路で血糖値を低下させる。骨格筋のインスリン情報伝達経路が不全となって糖取込みが阻害された結果，糖尿病が生じる。しかし，正常に働く別の経路（運動の経路）があるな

第15章 転写調節因子FOXO1, PGC1αによる骨格筋機能の遺伝子発現制御

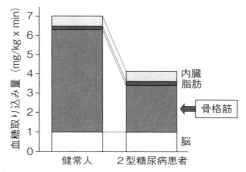

図15-5 全身の臓器・器官別の血糖取込みの割合（文献[20] より改変）

健常人では，糖の7割以上が骨格筋で利用されている。一方，2型糖尿病患者では，全身の総利用量が健常人の約半分になっており，その原因は骨格筋での利用率が低下したためである。つまり，骨格筋はインスリンの主要な標的であり，血糖を利用する最大の器官といえる。2型糖尿病では骨格筋でのインスリンの効きが悪くなり，血糖の取込み量が減少する。

らば，そちらを使用したほうが不全となった経路を酷使するよりも有効に働く可能性がある。糖尿病に運動が有効な理由のひとつがここにある[22,23]。

一方，運動の慢性効果には骨格筋の赤筋化，ミトコンドリア数の増加とGLUT4量の増加がある。適度な運動によりミトコンドリア機能（有酸素運動のためのエネルギーであるATPを産生すること）が向上し，さらに，血中から骨格筋へ糖を運ぶGLUT4量の増加により血糖の取込み能力が増加する。ミトコンドリア機能の活性化は，脂肪酸のβ酸化を増加させ，脂肪組織から放出されている遊離脂肪酸が処理されやすくなり，肝臓での中性脂肪の蓄積が生じにくくなる。このように，適度な運動は，骨格筋での機能不全を効率よく改善することができる。PGC1αはミトコンドリア量の増加に重要な役割を果たしており，運動による生活習慣病の病態改善の鍵となると考えられている（後述）。すなわち，PGC1αの発現増加は，運動で認められるようなミトコンドリアの増加，赤筋化，エネルギー消費量の増加，体重減少を引き起こす[21,24]。

6. PGC1α

　ミトコンドリアの生合成や筋線維タイプの制御に関与する重要な因子としてPGC1αなどの転写制御因子が知られている。PGC1αは褐色脂肪細胞や骨格筋，肝臓などの代謝が活発に行われている臓器に発現が多く，特に骨格筋のなかではⅠ型線維が多いヒラメ筋において高発現している。PGC1αは持続的な運動によって発現が増加することが知られており，骨格筋でPGC1αを過剰発現したマウス（PGC1α-Tgマウス）では，Ⅰ型やⅡA型線維に特徴的な遅筋型のトロポニンⅠやミオグロビン，ミトコンドリア量の増加，BCAA代謝酵素の発現促進が認められ，持久的運動能が上昇する[6,7,25]（図15-2）。PGC1αの発現により，糖尿病モデルマウスのインスリン感受性が改善するという報告がなされている[26]。一方，PGC1α遺伝子の発現調節に関してもいくつか報告されている。PGC1α遺伝子の発現は，骨格筋において加齢とともに低下し，肥満者や肥満マウスにおいて抑制される。骨格筋のバイオプシーにより，健常人のサンプルと比較して，2型糖尿病患者ではPGC1α遺伝子プロモーターのDNAメチル化が増加しており，PGC1αのmRNAは低下し，ミトコンドリア量およびミトコンドリアを特徴づける遺伝子群の発現も低下していた。通常DNAメチル化はシトシン，グアニンと続くCpGの配列のシトシン塩基に生じるが，興味深いことにPGC1α遺伝子プロモーターではCpG以外（non-CpG）の配列のシトシンにメチル化が生じるというデータが示されている[27]。

7. 運動時の骨格筋でのPGC1αを介したアミノ酸代謝制御

　著者らは，PGC1α-Tgマウスの表現型を説明する遺伝子発現変化を調べるために，マイクロアレイ法を用いて網羅的な遺伝子発現解析を行い，PGC1α-

Tgマウスで発現増加した遺伝子についてバイオインフォマティクス解析を行った．その結果，PGC1αによって活性化することが知られている脂肪酸代謝などのほか，これまでにPGC1αとの関連が知られていなかったBCAA代謝経路が検出された．すなわち，BCAA代謝酵素である分枝アミノ酸アミノ基転移酵素（branched-chain aminotransferase：BCAT）や分枝αケト酸脱水素酵素（branched-chain α-keto acid dehydrogenase：BCKDH）の発現増加が認められた．続いて，PGC1α-Tgマウスの骨格筋においてBCAA代謝酵素の発現が増加していることをリアルタイムPCR法およびウエスタンブロット法を用いて確認した．また，これらの結果と一致してPGC1α-Tgマウスの骨格筋およびPGC1α過剰発現C2C12筋芽細胞においてBCAA含有量が減少していた．これらの結果から，骨格筋におけるPGC1αはBCAA代謝に貢献し，運動により生じるPGC1αの発現増加はBCAA代謝に関与している可能性が示唆された（図15-6）．また，著者らはメタボローム解析により，PGC1α-Tgマウスの骨格筋中の低分子代謝物の変動を網羅的に解析した．その結果，TCA回路の代謝産物の量の増加が観察された．そして，TCA回路の基質となりうるBCAAやβ-アラニンを含むアミノ酸の量が顕著に減少していた．さらに，運動時に活性化することが知られているプリンヌクレオチド回路とアスパラギン酸-リンゴ酸シャトルの代謝産物の量が増加した．これらの結果から，PGC1αがアミノ酸を含むさまざまな基質を利用してTCA回路を活性化し，運動時のエネルギー源としている可能性が示唆された[9]．

一方，このメタボローム解析においてPGC1α-Tgマウスの骨格筋ではGABA，BAIBA，セロトニンの量が顕著に増加していた．最近，運動時の骨格筋においてBAIBAが分泌され，白色脂肪組織を褐色化してエネルギー消費を増加させるという報告がなされている．BAIBA，GABA，セロトニンなどはPGC1α-Tgマウスの骨格筋から分泌され，他臓器に影響を及ぼす新たな生理活性物質（マイオカイン）である可能性がある．すなわち，運動による生活習慣病改善等の臓器間相互作用の効果を説明する新たな機序であるかもしれない[9]．

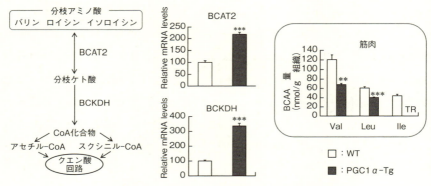

図15-6 PGC1αによるBCAA代謝の調節
BCAAはまず，分枝アミノ酸アミノ基転移酵素（BCAT）により，分枝αケト酸となる。この分枝αケト酸は，分枝αケト酸脱水素酵素（BCKDH）による酸化的脱炭酸を起こし，CoA化合物となる。この遺伝子発現がPGC1αによって活性化され，BCAA代謝が活発になっている。

　これらの結果から，PGC1αは骨格筋においてBCAA異化を促進していると考えられた。運動時に骨格筋においてBCAA異化が促進し，有用なエネルギー源として利用されることが知られている。そのため，運動によるPGC1αの発現増加はBCAA異化を促進させ，持久運動能力向上に寄与している可能性がある。すなわち本研究により運動とBCAA利用をつなぐ欠けたピースとして，PGC1αを同定した。本研究成果は，運動持久能力を向上させるためのサプリメントや機能性食品の開発につながる可能性がある[9]。

8．おわりに

　骨格筋のアミノ酸代謝は栄養学的に重要な現象であるが，その代謝に関連する酵素類の発現制御の分子機序は不明な点が多い。著者らの検討結果から，転写調節因子FOXO1およびPGC1αが骨格筋のアミノ酸代謝の主要な制御因子として機能すると考えている。今後の研究では，これら転写調節因子に着目して骨格筋機能変化の分子機序解析が必要となる。この解析は筋萎縮予防と運動機

第15章　転写調節因子FOXO1，PGC1αによる骨格筋機能の遺伝子発現制御　241

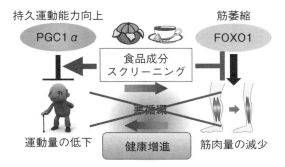

図15-7　まとめの図
　加齢などにより運動量が低下すると骨格筋量が減少する。筋萎縮により筋機能・運動量が減少し，悪循環が生ずる。本章で紹介した研究では，FOXO1とPGC1αに着目し，食品成分を用いてこの悪循環を断ち切り，筋機能低下を防ぎ，生活の質（QOL）向上を目指す。

能改善の分子機序の理解に結びつき，栄養科学のみならず運動生理学および健康医学研究の進展において意義あるものである。また，この研究により筋機能活性化のためのスクリーニング系が確立されるとともに，食品成分による筋機能改善のための科学的エビデンスが得られ，新しい機能性食品開発の手がかりになるものである（図15-7）。

　謝辞：本研究で紹介した研究の一部は「SIP（戦略的イノベーション創造プログラム）次世代農林水産業創造技術」の助成により行われたものである。

文　献

1) Kamei Y., Mizukami J., Miura S. et al.：A forkhead transcription factor FKHR up-regulates lipoprotein lipase expression in skeletal muscle. FEBS Lett, 2003；536；232-236.
2) Kamei Y., Miura S., Suzuki M. et al.：Skeletal muscle FOXO1 (FKHR)-transgenic mice have less skeletal muscle mass, down-regulated type I (slow twitch / red

muscle) fiber genes. J Biol Chem, 2004 ; 279 ; 41114-41123.
3) Yamazaki Y., Kamei Y., Sugita S. et al. : The cathepsin L gene is a direct target of FOXO1 in the skeletal muscle. Biochem J, 2010 ; 427 ; 171-178.
4) Kamei Y., Hattori M., Hatazawa Y. et al. : FOXO1 activates glutamine synthetase gene in mouse skeletal muscles through a region downstream of 3'-UTR : possible contribution to ammonia detoxification. Am J Physiol Endocrinol Metab, 2014 ; 307 ; E485-E493.
5) Kamei Y., Ohizumi H., Fujitani Y. et al. : PPARgamma coactivator 1beta/ERR ligand 1 is an ERR protein ligand, whose expression induces a high-energy expenditure and antagonizes obesity. Proc Natl Acad Sci USA, 2003 ; 100 ; 12378-12383.
6) Miura., S, Kai Y., Ono M. et al. : Overexpression of peroxisome proliferator-activated receptor gamma coactivator-1alpha down-regulates GLUT4 mRNA in skeletal muscles. J Biol Chem, 2003 ; 278 ; 31385-31390.
7) Hatazawa Y., Tadaishi M., Nagaike Y. et al. : PGC-1α-mediated branched-chain amino acid metabolism in the skeletal muscle. PLoS ONE, 2014 ; 9 ; e91006.
8) Senoo N., Miyoshi N., Goto-Inoue N. et al. : PGC-1α-mediated changes in phospholipid profiles of exercise-trained skeletal muscle. J Lipid Res, 2015 ; 56 ; 2286-2296.
9) Hatazawa Y., Senoo N., Tadaishi M. et al. : Metabolomic analysis of the skeletal muscle of mice overexpressing PGC-1α. PLoS ONE, 2015 ; 10 ; e0129084.
10) Biegel J. A., Nycum L.M., Valentine V. et al. : Detection of the t (2 ; 13) (q35 ; q14) and PAX3-FKHR fusion in alveolar rhabdomyosarcoma by fluorescence in situ hybridization. Genes Chromosomes Cancer, 1995 ; 12 ; 186-192.
11) Davis R.J., D'Cruz C.M., Lovell M.A. et al. : Fusion of PAX7 to FKHR by the variant t (1 ; 13) (p36 ; q14) translocation in alveolar rhabdomyosarcoma. Cancer Res, 1994 ; 54 ; 2869-2872.
12) Nakae J., Oki M. and Cao Y. : The FoxO transcription factors and metabolic regulation. FEBS Lett, 2008 ; 582 ; 54-67.
13) Kodama S., Koike C., Negishi M. et al. : Nuclear receptors CAR and PXR cross talk with FOXO1 to regulate genes that encode drug-metabolizing and gluconeogenic enzymes. Mol Cell Biol, 2004 ; 24 ; 7931-7940.

14) Matsuzaki H., Daitoku H., Hatta M. et al.: Insulin-induced phosphorylation of FKHR (Foxo1) targets to proteasomal degradation. Proc Natl Acad Sci USA, 2003; 100; 11285-11290.
15) Kamei Y., Miura S., Suganami T. et al.: Regulation of SREBP1c gene expression in the skeletal muscle: role of RXR/LXR and FOXO1. Endocrinology, 2008; 149; 2293-2305.
16) Sandri M., Sandri C., Gilbert A. et al.: Foxo transcription factors induce the atrophy-related ubiquitin ligase atrogin-1 and cause skeletal muscle atrophy. Cell, 2004; 117; 399-412.
17) Mammucari C., Milan G., Romanello V. et al.: FoxO3 controls autophagy in skeletal muscle *in vivo*. Cell Metab, 2007; 6; 458-471.
18) Kitamura T., Kitamura Y.I., Funahashi Y. et al.: A Foxo/Notch pathway controls myogenic differentiation and fiber type specification. J Clin Invest, 2007; 117; 2477-2485.
19) Hu F.B., Sigal R.J., Rich-Edwards J.W. et al.: Walking compared with vigorous physical activity and risk of type 2 diabetes in women: a prospective study. JAMA, 1999; 282; 1433-1439.
20) DeFronzo R.A., Sherwin R.S. and Kraemer N.: Effect of physical training on insulin action in obesity. Diabetes, 1987; 36; 1379-1385.
21) 三浦進司, 江崎 治: 運動療法の生活習慣病予防分子機序. 生活習慣病がわかる—糖尿病・動脈硬化をはじめとする各疾患の分子機構と発症のメカニズム（春日雅人編）. 羊土社, 2005, pp.105-109.
22) Fujii N., Jessen N. and Goodyear L.J.: AMP-activated protein kinase and the regulation of glucose transport. Am J Physiol Endocrinol Metab, 2006; 291; E867-E877.
23) Fujii N., Hayashi T., Hirshman M.F. et al.: Exercise induces isoform-specific increase in 5'AMP-activated protein kinase activity in human skeletal muscle. Biochem Biophys Res Commun, 2000; 273; 1150-1155.
24) Lin J., Wu H., Tarr P.T. et al.: Transcriptional co-activator PGC-1 alpha drives the formation of slow-twitch muscle fibres. Nature, 2002; 418; 797-801.
25) Hatazawa Y., Minami K., Yoshimura R. et al.: Deletion of the transcriptional coactivator PGC1α in skeletal muscles is associated with reduced expression of genes related to oxidative muscle function. Biochem Biophys Res Commun,.

2016 ; 481 ; 251-258.
26) Arany Z., He H., Lin J. et al. : Transcriptional coactivator PGC-1 alpha controls the energy state and contractile function of cardiac muscle. Cell Metab, 2005 ; 1 ; 259-271.
27) Barrès R., Osler M.E., Yan J. et al. : Non-CpG methylation of the PGC-1alpha promoter through DNMT3B controls mitochondrial density. Cell Metab, 2009 ; 10 ; 189-198.

索　引

＜数字・欧文＞

2′,3′-ジヒドロキシ-4′,6′-ジメトキシ
　カルコン ·································· 52
67kDa laminin receptor ············· 110
67LR ··· 110

【A】

activating transcription factor 6 ··· 138
AhR ································· 13, 60
AhR-Arnt ·································· 37
AMPK ······································ 221
AMPキナーゼ ···························· 170
antioxidant response element ······· 65
ApoB100 ·································· 137
ApoE ······································· 137
ApoER2 ···································· 139
ApoE受容体2 ···························· 139
ARE ·· 65
Arnt ·· 35
aryl hydrocarbon receptor ······ 13, 60
ATF4 ······································· 126
ATF6 ······································· 138
Atg7 ·· 223
atrogin-1 ·································· 160

【B】

BaP ································ 34, 35, 36
BCAA ······························· 214, 232
BCAT ······································ 217
BCKDH ···································· 218
BDK ·· 219
BDP ·· 219

【C】

cAMP ······································ 187
CAR ································· 35, 38
coated pit ································ 137
coated vesicle ·························· 137
coat protein complex Ⅱ ············ 138
COX-2 ······································ 39
Cre-loxP ·································· 224
CYP ·· 35
CYP1A1 ······························· 35-37
CYP1A2 ···································· 37
CYP1B1 ···································· 35

【D】

DADS ··············· 30, 31, 33, 36-38
DAS ················· 30, 33, 36, 38, 40
DATS ··· 30, 31, 32, 33, 34, 36, 41
DNAマイクロアレイ ····················· 93

【E】

EGCG ······································ 109
eIF4E-BP1 ······························· 216
eNOS ······································ 188
ERβアゴニスト ························· 158

【F】

FGF19 ·················· 123
FGF21 ·················· 123
FOXO1 ·················· 233
Frizzled ················· 143
Fz ······················ 143

【G】

GATOR ·················· 217
GCN2 ··················· 223
GeneSpring ··············· 99
GSK3β ·················· 144

【H】

HDAC ················ 37, 38
HDL ····················· 135
HepG2 ··················· 98
HMG-CoA還元酵素 ········· 137
HO-1 ················· 32, 33

【I】

IDL ····················· 134
IGF-1 ············ 202, 203, 207
IL-1β ················· 39, 40
IMR32 ··················· 98
INSIG ··················· 138
insulin inducing gene ······· 138
insulin-like growth factor 1 ··· 202
IPA ······················ 99

【K】

Keap1 ·············· 32, 34, 45
Keap1-Nrf2 ··············· 32
KOマウス ················ 221

【L】

LDL ····················· 134
LDL受容体 ··············· 134
lef ······················ 145
lipoprotein lipase ·········· 171
LPL ····················· 171
LRP5 ···················· 143
LRP6 ···················· 143
lymphoid enhancer factor ··· 145

【M】

MAFbx ·················· 160
MSUD ··················· 219
MT2A ···················· 39
mTORC1 ················· 216
MuRF1 ·················· 160

【N】

NAD(P)Hキノンオキシド
　レダクターゼ ········· 48, 63
NF-E2 related factor 2 ······· 60
NF-κB ·············· 39, 40, 41
NQO1 ············· 32, 35, 63
Nrf2 ············ 17, 32, 33, 60
Nrf2・ARE ··············· 44
Nrf2依存性遺伝子 ··········· 95

Nrf2経路 ·································· 95
nuclear factor(erythroid-derived 2)
　-like 2 ································· 17

【P】

PGC1α ····························· 220, 237
PPAR ································· 185
PPARα ···························· 125, 187
PPARβ/δ ····························· 191
pregnane X receptor ················· 60
PXR ·························· 35, 60, 67

【R】

Rags ·································· 217

【S】

S-エクオール ························· 158
S1P ··································· 138
S2P ··································· 138
S6-kinase ···························· 216
SCAP ································ 138
Sestrin2 ····························· 217
SIRT1 ······························· 186
site-1 protease ······················ 138
site-2 protease ······················ 138
SRE ·································· 137
SRE-binding protein ··············· 137
SREBP ······························· 137
SREBP cleavage-activating pro ···· 138
sterol regulatory element ··········· 137

【T】

Tcf ··································· 145
TLR4 ······························ 40, 41
TNF-α ································ 40

【U】

UGT ··································· 61
UGT1A1 ······························ 61
ULK ·································· 216
unloadingストレス ··················· 207
USP14 ································ 161
USP19 ································ 161

【V】

VLDL ································· 134
VLDL受容体 ························· 139
Vps34 ································ 216

【W】

Wnt ·································· 143

<和文>

【あ】

アストロサイト ······················· 140
アディポネクチン ···················· 221
アデニル酸シクラーゼ ··············· 187
アミノ酸 ······························ 230
アミロイドカスケード仮説 ·········· 140
アミロイドβペプチド ··············· 140

索引

アルツハイマー病 ………………… 139

【い】

イソチオシアネート化合物 ………… 94
イソフラボン ……………… 155, 209
イソロイシン …………………… 215
一酸化窒素 ……………………… 188
インスリン ……………………… 137
　－抵抗性 ……………………… 221
　－様成長因子 ………………… 165

【う】

運動 ……………………… 220, 230
　－機能性食品 ………………… 182
　－持久力 ……………………… 189
　－負荷 ………………………… 171

【え】

エストロゲン受容体 …………… 155
エピガロカテキンガレート ………… 52
エピガロカテキン-3-O-ガレート … 109
エンドサイトーシス …………… 136
エンドソーム …………………… 137

【お】

オートファジー …… 83, 188, 215, 235

【か】

カイロミクロン ………………… 134
核内受容体 ……………… 156, 185
　－ファミリー ………………… 60
カスパーゼ ……………………… 199

家族性高コレステロール血症 ……… 134
活性酸素種 ……………………… 44
滑脳症 …………………………… 142
カルパイン ……………………… 198
肝硬変 …………………………… 221
γ-L-グルタミル-L-システイン …… 48

【き】

筋萎縮 …………………… 221, 230
筋ジストロフィー ……………… 198
筋線維 …………………………… 160
　－タンパク質 ………………… 224

【く】

グリコーゲン合成酵素
　キナーゼ3β ………………… 144
グリシテイン …………………… 155
クルクミン ……………………… 50
グルクロン酸転移酵素 …………… 61
グルクロン酸抱合体 ……………… 77
グルココルチコイド …………… 220
グルタチオン-S-トランスフェラーゼ
　………………………………… 48
グルタチオン合成酵素 …………… 48

【け】

継続的運動 ……………………… 190
経路解析 ………………………… 99
解毒代謝酵素 …………………… 59
ゲニステイン …………………… 155
ケルセチン ………………… 52, 78
健康寿命 ……………………… 170

【こ】

高コレステロール血症 …………… 134
抗酸化応答配列 ………………… 65
抗酸化タンパク質 ……………… 101
高密度リポタンパク質 …………… 134
コーテッドピット ……………… 137
コーテッドベシクル …………… 137
骨格筋 …………… 191, 214, 230
 －量 ………………………… 155
骨芽細胞分化 …………………… 145
コレステロール ………………… 134

【さ】

サルコペニア …………………… 221

【し】

実験動物 ………………………… 94
小胞体ストレス応答 …………… 138
食品因子センシング …………… 108
植物エストロゲン ……………… 155
心筋 ……………………………… 191
心不全 …………………………… 223
腎不全 …………………………… 221

【す】

スカベンジャー受容体 …………… 84
ステロイドホルモン受容体 …… 156
ステロール調節エレメント …… 137
スルホラファン …………… 51, 95

【せ】

生活習慣病 ……………………… 134

赤筋 ……………………………… 237
セレノシステイン ……………… 148
セレノプロテイン ……………… 148
 －P ………………………… 148
セレン …………………………… 148

【た】

ダイオキシン …………………… 13
 －受容体 …………………… 13
代謝酵素遺伝子 ………………… 101
ダイゼイン ……………………… 155
耐糖能 …………………………… 221
第Ⅱ相解毒代謝反応 ……………… 76
タンパク質合成 ………………… 214

【ち】

チオレドキシンレダクターゼ …… 50
チトクロームP450 ……………… 35
中間密度リポタンパク質 ……… 134
腸管上皮細胞 …………………… 58
超低密度リポタンパク質 ……… 134

【て】

低密度リポタンパク質 ………… 134
鉄結合タンパク質 ……………… 137
てんかん ………………………… 223
転写因子 T cell factor ………… 145

【と】

糖タンパク質 …………………… 137
糖尿病 …………………………… 234
トコトリエノール ……………… 115

トランスクリプトーム ……………… 93
トランスフェリン ……………… 137
トリアシルグリセロール ………… 137
トレーニング ……………… 224
トレッドミル ……………… 189

【に】

2型糖尿病 ……………… 221
ニュートリゲノミクス ……………… 93

【の】

ノックアウトマウス ……………… 95

【は】

培養細胞 ……………… 94
バリン ……………… 215

【ひ】

ヒストン脱アセチル酵素群 ……… 101
ビタミンD ……………… 208
ビタミンP ……………… 76
ヒト肝がん細胞 ……………… 98
ヒト神経芽細胞腫 ……………… 98
被覆小胞 ……………… 137
被覆ピット ……………… 137
肥満 ……………… 221

【ふ】

フィトケミカル ……………… 94
フラボノイド ……………… 13, 74
分枝アミノ酸 ……………… 214, 231
　－アミノ基転移酵素 ……………… 217

分枝 α-ケト酸 ……………… 217
　－脱水素酵素 ……………… 218

【へ】

β-カテニン経路 ……………… 142
β-カテニン非依存経路 ………… 143
β-グルクロニダーゼ ……………… 80
β-コングリシニン ……………… 128
ヘムオキシゲナーゼ1 ……………… 50

【ほ】

芳香族炭化水素受容体 ……………… 13
ホスホジエステラーゼ ……………… 187
ポリフェノール ……………… 74

【ま】

マクロファージ ……………… 80

【み】

ミオシン重鎖 ……………… 165
ミトコンドリア ……………… 83, 230

【め】

メープルシロップ尿症 ……………… 219
メタボリックシンドローム ……… 221
メタボローム ……………… 239
メチルトランスフェラーゼ ……… 101

【も】

モノクローナル抗体 ……………… 79

【や】

薬物受容体 …………………………… 60
薬物代謝 ……………………………… 16
　－系 ………………………………… 16
　－第Ⅰ相酵素 ……………………… 17
　－第Ⅲ相トランスポーター ……… 18
　－第Ⅱ相酵素 ……………………… 17

【ゆ】

ユビキチン …………………………… 196
　－化 ………… 196, 201, 202, 207
　－特異的ペプチダーゼ ………… 160
　－・プロテアソーム …………… 155
　－リガーゼ …… 160, 196, 200, 203

【り】

リーリン ……………………………… 141

リサイクリングベシクル ………… 137
リソソーム …………………… 82, 196
リポ多糖 ……………………………… 83
リポタンパク質受容体LRP10 …… 146
リポタンパク質受容体ファミリー ‥ 135
リポタンパク質リパーゼ ………… 137
硫酸抱合体 …………………………… 77

【れ】

レスベラトロール ……… 53, 88, 185

【ろ】

ロイシン …………………………… 215

【わ】

ワサビ ………………………………… 94

〔責任編集者〕

芦田　　均	あしだ　ひとし	神戸大学大学院農学研究科
薩　　秀夫	さつ　ひでお	前橋工科大学工学部生物工学科
中野　長久	なかの　よしひさ	大阪府立大学名誉教授

〔著　者〕(執筆順)

宇野　茂之	うの　しげゆき	日本大学医学部医学科
菅原　達也	すがわら　たつや	京都大学大学院農学研究科
河合　慶親	かわい　よしちか	徳島大学大学院医歯薬学研究部
侯　　德興	こう　のりおき	鹿児島大学農学部食料生命科学科
立花　宏文	たちばな　ひろふみ	九州大学大学院農学研究院
清水　　誠	しみず　まこと	東京大学大学院農学生命科学研究科
佐伯　　茂	さえき　しげる	大阪市立大学大学院生活科学研究科
金　　東浩	きむ　どんほ	大阪市立大学大学院生活科学研究科
山地　亮一	やまじ　りょういち	大阪府立大学大学院生命環境科学研究科
佐藤隆一郎	さとう　りゅういちろう	東京大学大学院農学生命科学研究科
井上　裕康	いのうえ　ひろやす	奈良女子大学研究院生活環境科学系
中田理恵子	なかた　りえこ	奈良女子大学研究院生活環境科学系
二川　　健	にかわ　たけし	徳島大学医学部医科栄養学科
下村　吉治	しもむら　よしはる	名古屋大学大学院生命農学研究科
亀井　康富	かめい　やすとみ	京都府立大学大学院生命環境科学研究科

非栄養素の分子栄養学

2017年（平成29年）5月10日　初版発行

監　修	公益社団法人 日 本 栄 養 ・ 食 糧 学 会
責　任 編集者	芦　田　　　均 薩　　　秀　夫 中　野　長　久
発行者	筑　紫　和　男
発行所	株式会社 建帛社　KENPAKUSHA

〒112-0011　東京都文京区千石4丁目2番15号
　　　　　　TEL（03）3944－2611
　　　　　　FAX（03）3946－4377
　　　　　　http://www.kenpakusha.co.jp/

ISBN 978-4-7679-6189-7　C3047　　　　　　中和印刷／常川製本
©芦田, 薩, 中野ほか, 2017.　　　　　　　　　　Printed in Japan
（定価はカバーに表示してあります。）

本書の複製権・翻訳権・上映権・公衆送信権等は株式会社建帛社が保有します。
JCOPY〈出版者著作権管理機構　委託出版物〉
本書の無断複製は著作権法上での例外を除き禁じられています。複製される場合は、そのつど事前に、出版者著作権管理機構（TEL 03-3513-6969，FAX 03-3513-6979，e-mail：info@jcopy.or.jp）の許諾を得て下さい。